医療に役立つ
遺伝子関連Web情報検索

手とり足とり教えますガイド 第2版

中山智祥 著

日本大学医学部病態病理学系臨床検査医学分野 教授

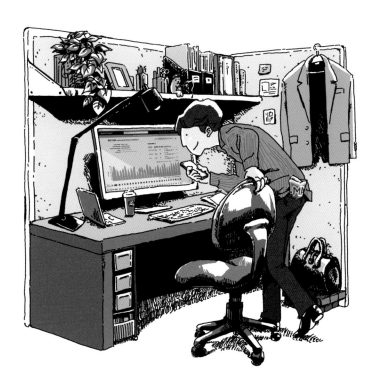

メディカル・サイエンス・インターナショナル

この本の内容に関して，情報のアップデートがある場合は，
弊社のサイトの出版物案内でお知らせいたします。

● メディカル・サイエンス・インターナショナル
 https://www.medsi.co.jp
  書籍名で検索いただけます。

How to Retrieve Online Information That Helps You with Genetic Testing
Second Edition
by Tomohiro Nakayama

© 2020 by Medical Sciences International, Ltd., Tokyo
All rights reserved.
ISBN 978-4-8157-0197-0

Printed and Bound in Japan

はじめに

　この本を手に取っていただき誠にありがとうございます。

　本書の読者層をどこに置くかについては，筆を進める途中，私自身のなかでも，さまざまなアイデアがありましたが，遺伝や分子生物学の専門的知識を持ち合わせていない人でも利用していただけるようにしたいという，当初の思いを遂げることにしました。本書のメインターゲットは医療関係者や研究者ですが，自分で疾患や遺伝子について調べてみようと思っている人ならば，だれでも活用いただける本にしたかったのです。

　それというのも，遺伝や分子生物学に関係する本や教科書は，専門用語が並んでいると，医療関係者であっても理解が困難であるとよく耳にします。多くの医療関係者は，内科，外科，小児科，産科婦人科，その他の各診療科において忙しく働き，経験を積まれています。そのような医療現場で，常に患者さんを目の前にしているなかにあっては，ヒトの遺伝医療（臨床遺伝）の見聞を深める機会を得るのは困難だと思われます。そして遺伝に関する相談や遺伝学的検査の意思決定を確認するような遺伝カウンセリングの場では，遺伝や遺伝子のことは勉強したことがないという方がクライエントさん（依頼者）としていらっしゃることもあります。そのような現場での状況を踏まえて，「とにかくわかりやすくする」こと，まさに「手とり足とり教えます」を目指しました。もっと深く専門的なことを知りたいという方には物足りないかもしれませんが，どうかご容赦ください。

　さて本著の初版の出版から4年が経ちました。当初は「Web情報はどんどん更新され変わっていくので本を作ってもしょうがない」とも言われましたが，幸いご購入いただいた方からは，「こんな本が欲しかった」，「これ一冊あれば，実験に至るまでの情報検索はばっちりだと思います（Amazon書評）」など，うれしい声をたくさんいただきました。この4年間で，医療を取り巻く環境のみならず，社会も激変しました。日本は平成から令和へ改元し，がんゲノム医療が進められたことでがんゲノムプロファイリング（パネル）検査の保険診療が承認され，新型コロナウイルス感染症が起こり，東京オリンピックの開催にも影響が生じました。日々のニュースでもPCR法という言葉を当たり前のように聞くようになりました。こうした社会状況から，医療はますます重要な役割を果たしていることを，改めて深く感じました。そしてここに第2版を送り出すことになったのです。第2版の変更点として，Webサイトの内容を含め全体的に情報を刷新したこと，バリアントの検索を充実させたこと（第3章），がんに関する検索の章を独立させたこと（第4章）です。

　私は，医師としては高血圧・内分泌学を専門領域にスタートし，分子生物学・臨

床遺伝学を通じて診療・研究に従事，臨床検査医学の現場に遺伝子関連検査を適用していくことを大きな目標としています。研究を始めた 20 年以上前は，ヒトゲノムの DNA 塩基配列をすべてつなぎ合わせた情報はまだ得られておらず，DNA 塩基配列そのものを決定することが研究テーマでした。しかし今は違います。インターネットの時代になり，一人の人間の基準となる DNA 塩基配列（参照配列）を，Web で簡単に見ることが可能です。それを基本情報として，個人差や疾患に関係する配列（バリアント）が Web に登録されているのです。現代ではヒトの遺伝医療（臨床遺伝）に関わる人もそうでない人も，すべての人が Web 情報を用いて臨床遺伝情報を調べることができます。医師や看護師は受け持ちの患者さんの病態を検索するために，遺伝学的検査を実施した人は検出されたバリアントが本当に疾患に関係しているかの検索のために，研究者は研究対象の検索のために，遺伝カウンセリングを受けるクライエントの方はご自分の病態の検索のためになど，いろいろな活用の仕方があるでしょう。私の長年の思いを実現した結晶であるこの本が，あなたの役に立ち，文字通り手引書になれば，こんなにうれしいことはありません。

　最後になりますが普段からご鞭撻いただいている福嶋義光教授，羽田 明教授，小杉眞司教授に心から感謝申し上げます。また，日本遺伝子診療学会ジェネティックエキスパート認定制度委員会メンバーの足立香織先生，雨宮健司先生，長田 誠先生，柿島裕樹先生，才津浩智先生，佐藤謙一先生，中條聖子先生，中村剛史先生，データ解析・提供にご協力いただいた日本大学医学部病態病理学系臨床検査医学分野の客員研究員の皆さん，執筆に多大な御協力をいただいたメディカル・サイエンス・インターナショナルの藤川良子さん，星山大介さん，そして魅力的な表紙イラストを描いてくださったサトウヒロシさんほか，イラストレーターの方々にもお礼を申し上げます。

　　2020 年 7 月

　　　　　　　　　　　　　　　　　　　　　　　　中山智祥

CONTENTS

この本を使いこなすために

 こでは，この本の構成や使い方を説明します。また，遺伝子関連検査の分類についても説明します。この本を使いこなすために，ぜひ目を通しておいてください。

**この章
の内容**

0.1 この本を使いこなすために
——医療に役立つ遺伝子関連 Web 情報検索へようこそ

0.2 遺伝子を調べる検査にはどんなものがある？

この本を使いこなすために――医療に役立つ遺伝子関連Web情報検索へようこそ

遺伝子関連検査・診断においては，情報を常に最新のものにアップデートしておくことが必要となります。その際に頼りになるのが，Web での情報検索です。

　病院で実施可能な，有益な遺伝子関連検査・診断が増えてきています。保険診療で扱えるもの，自費ならば行えるもの，研究・開発段階だが行えるものなど，いろいろなケースがありますが，いずれの場合も，遺伝子やゲノムについての知識・情報が不可欠です。よりよい医療の実践のために，最新の情報や知識が，あるいはそれらに詳しい人材が求められています。

● 遺伝子関連検査・診断では，なぜ Web を用いた情報検索が必要か

　遺伝子関連検査・診断に関しては，標準マニュアルやガイドラインの作成に困難なことが多いのです。それというのも，遺伝子や病気ごとに方法論が異なっていることが多く，さらに分子生物学や遺伝学の発展は日進月歩で，"標準"的としたものが，またたくまに古くなってしまうことが大きな原因です。たとえば，ヒトの遺伝子に関する情報は現在もどんどん増えており，それにともなって遺伝子情報を収集したデータベースの内容が常に更新されています。情報の量そのものも膨大です。そこで，その折々に必要な情報を，Web を介してデータベースから入手することが必要となるのです。

　遺伝子に関する情報は，検査結果の解釈と診断に必要なばかりでなく，それ以前の検査・診断法の取捨選択，検査の発注の段階でも欠かすことができません。ところが，どのような検査が可能か，どのような方法で実施しているかでさえ，知ることは簡単ではないのです。ここでも，Web での検索の必要性があります。

● 患者さんのゲノムを調べて，病気の原因になるかどうかを判断したい

　この本は，Web を使用して，疾患に関連する遺伝子やゲノムについての情報を得ようとするときに役立つ実践的ガイドです。遺伝学を専門としない医師や医療関係者が活用できるよう，図をふんだんに用いて，わかりやすく説明しています。もちろん，医師や医療関係者でなくても，疾患の遺伝子とその検査・診断について知りたいときには，だれにでも役に立つガイドです。

　遺伝子データベースの使い方や検索方法の解説に関しては，すでにたくさんの本やWeb コンテンツが発表されていると思われるかもしれません。確かに，研究を目的としたマニュアルは，あちこちで目にすることができます。しかし，患者さんの遺伝子やゲノム（DNA サンプルなど）を検査し，病気の原因を判断しようとする目的で作られた

本は，これまで存在しませんでした。そこで，この本が作られたのです。個人の遺伝子やゲノムの塩基配列を調べ，疾患の原因となる塩基配列の変化が含まれているかどうか，あるいは，治療薬の選択や疾患の予防に利用できるかどうかといった実利的な情報を引き出すときに使う実践的な手引き書として。

　遺伝子やゲノムの情報を医療や疾患予防に活かすためのさまざまな技術が，まだまだ発展途上の段階にあるのは明らかです。しかし，ゲノム医療の実践は世界でも日本でもすでに始まっており，臨床遺伝学の新たなる理解やデータベースの充実は進んでいますから，ぜひこの本を活用して，新たな知見や情報を取得して，医療や教育などに役立てていただきたいと考えています。

● この本の構成を知って，この本を使いこなそう

　このマニュアルの中心になっているのは最初の4つの章です。第1章「疾患について調べよう」では，疾患の原因となっている遺伝子は何かを調べる方法について解説しています。疾患の原因遺伝子を調べるには，まず，その疾患そのものについてきちんとした定義を最新の情報で確認する必要がありますので，その疾患の特徴や診断方法を調べる方法についても紹介しています。

　第2章「遺伝子について調べよう」では，遺伝子の塩基配列について調べる方法を解説しています。遺伝子の名前がわかったとしても，塩基配列がわからないと詳しい解析はできませんので，塩基配列を知ることは重要です。ヒトの遺伝子（ゲノム）の塩基配列は，個人個人で少しずつ違いがあります。標準とする塩基配列として「参照配列（reference sequence）」と呼ばれるものがデータベースに登録されています。第2章では，この参照配列を見る方法を紹介しています（ヒトゲノムプロジェクトで解読したDNAサンプルの配列が参照配列です）。また，入手した塩基配列の利用法として，患者さんのDNAサンプルをPCR装置にかけて量を増やしたりするときに必要になる「プライマー」の設計法についても説明しました。

　第3章「個人差の配列であるバリアントを調べよう」では，病気の原因となる遺伝子の塩基配列のバリアントについて調べる方法を解説しています。バリアントというのは変異や多型の総称であり，個人間で見られる遺伝子（ゲノム）の塩基配列の違いのことです。どんなバリアントがデータベースで報告されているか，患者さんのバリアントが病気に関連しているかどうかを判断するときに使う方法について説明しています。

　第4章「がんに関するバリアントを調べよう」では，がんに関連する遺伝子の塩基配列変化（バリアント）について調べる方法を解説しています。患者さんにバリアントが見つかったときに，それががんの治療に役立つバリアントかどうかを判断したいときや，これまでにどんなバリアントが報告されているかを調べたりする方法を説明します。

　次の第5章は，「その他の有用なデータベースも見てみよう」です。遺伝子関連検査・診断に有用なデータベースはたくさんあります。これまでの章で取り上げなかったものの中から，トップページと特徴を紹介します。

　最後の第6章では，この本を医療施設で利用するときに合わせて知っておいてほし

いことを解説しました。まず，遺伝学的検査の結果（報告書）を正しく理解するために注意しなければならないこと，検査結果の解釈についてのさまざまな問題を取り上げました。次に，臨床遺伝および遺伝子関連検査に関連した資格を紹介しました。

なお，よく使われる基本的なデータベース4つについては，サイトへの入り方などをまとめて冒頭で説明しました。

● Gitelman 症候群を遺伝性疾患の例に用いて解説します

この本では，具体的な疾患を例にして解説していますが，その際の遺伝性疾患としてはおもに Gitelman（ギテルマン）症候群を用いました。聞き慣れない疾患と思われるでしょうから，少し説明しておきます。この疾患は通常，父親と母親が Gitelman 症候群の保因者であり，両親に症状は出ません。患者さんは低カリウム血症を呈します。一般に，カリウム値が低いと倦怠感や筋力低下を来しますが，Gitelman 症候群ではかなり低い値を呈してもたいした症状が出ないことが多く，別な理由で受けた検査で発覚することも多い疾患です。著者である私が，実際この遺伝学的検査を実施しているので，自分の経験に基づいてこの疾患を選択したのです。Web 情報検索の際に，どんなときにつまずいたり，戸惑ったりしたか，その経験に基づいたノウハウを示しました。

次ページに，遺伝カウンセリングに訪れてきた依頼者（クライエント）の例（架空の例）を具体的に紹介します。

なお，がんについて扱う第4章では，がんに関連する遺伝子として *BRAF* 遺伝子を例にあげて解説します。

● ジェネティックエキスパート認定制度試験の準備のためにも

第6章でふれますが，日本遺伝子診療学会ジェネティックエキスパート認定制度が立ち上がり，第1回の認定試験が 2015 年7月に実施されました。実は私はその認定制度委員会の委員の一人を務めています。

病院で患者さんに対応するさまざまな診療科の医師は，必ずしも遺伝子やゲノムの専門的知識を持ち合わせているとはかぎりません。そこで，医師や医療者をサポートする人材が必要と考えられ，そのために必要な専門性を認定する制度として，日本遺伝子診療学会によりジェネティックエキスパート認定制度がもうけられました。ジェネティックエキスパートに必要な資質の1つが，情報の検索です。この Web 情報検索ガイドは，ジェネティックエキスパートの認定試験の準備を始めたい人にも，その第一歩として利用していただけるかと思います。

● 本書の特徴

- はじめて Web データベースを使う人でも迷わないように，画面の図とともに操作を1ステップずつ丁寧に示しました。
- どの章からでも読めます。
- 基本的となる Web データベース（NBCI，OMIM，GeneReviews，PubMed）への

入り方を冒頭の紫色のページにまとめました。
- 画面のキャプチャー上の操作手順は，丸付き数字の順番で示しました。
- すでに説明した手順の説明は省き，「ここを見よ」として，解説ページを示しました。
- 「メモ」には，そのキャプチャー操作手順を補足する情報や知っておくと便利な情報を紹介しました。
- 「私のオススメ」「おっと気をつけよう」では，陥りやすいミスや混同しやすい方法について，私の経験をもとにアドバイスを書きました。あくまでも個人的な見解です！
- 「コラム」には，知っておくと役に立つ臨床遺伝学のマメ知識などを紹介しました。

　この本で紹介したのは，基本的に著者である「私の」やり方です。目的によって，施設や作業環境によって，あるいは好みによって，便利な方法は必ずしも１つとは限らないと思います。また，もっと新しくてよい方法があるよとお気づきの方もいるかもしれません。そういうときには，どうぞご連絡ください。次版でご紹介したいと思います。

症例 **Gitelman症候群の症例**
（設定は架空）

遺伝カウンセリングに訪れた依頼者（クライエント）は21歳，男性。

　両手の指先がピリピリしびれるという症状があり，近所の医院にかかった。思春期の頃から，風邪などで食欲が低下したときを中心にこの症状がよく自覚されるようになった。医師から普通の血液検査を勧められ，受けたところカリウム（K）の値が極端に低く2.3 mEq/Lと言われた。基準範囲として一般健康成人のカリウムの値は3.6〜4.8 mEq/Lとのことである。記憶を振り返っても，これまで大きな病気をしたことがなく，子どものときから，カリウムの値を測定したことはなく，もしかしたらずっと前からカリウムが低かったのかもしれない。本人は飲酒歴・喫煙歴はなく，特に常用している薬，健康食品などもない。

　両親（父54歳，母49歳）は同じ症状を持っておらず，きょうだいのうち24歳兄と18歳妹にも同じ症状はない。腎臓内分泌内科の医師Dの外来診療を経て，遺伝カウンセリングの外来依頼状が提出され，家族全員がこの病院に来て，遺伝カウンセリングをすることになった。

（36ページに続く）

0.2 遺伝子を調べる検査にはどんなものがある？

病院で行う遺伝子関連検査には3種類があります。この本の対象となるのは，ヒトの遺伝子を検査する遺伝学的検査と体細胞遺伝子検査です。

● 遺伝子関連検査の分類

　遺伝子に関連する検査にはどんなものがあるか，用語の整理の意味で，ここで少し解説しましょう。

　病院で行う臨床検査として患者さんの遺伝子を調べる場合，正式にはこの検査は，遺伝子関連検査と呼ばれます。これは，次のように分類されています。

遺伝子関連検査（以下の3つの総称）

1. 病原体遺伝子検査（病原体核酸検査）

　ヒトに感染症を引き起こす外来性の病原体（ウイルス，細菌などの微生物）の核酸（DNA あるいは RNA）を検出・解析する検査。

2. ヒト体細胞遺伝子検査（体細胞［somatic cell：ソマティックセル］遺伝子検査）

　がん細胞特有の遺伝子の構造異常などを検出する検査および遺伝子発現解析など，疾患病変・組織に限局し，病状とともに変化しうる一時的な遺伝子情報を明らかにする検査。がんゲノム医療で，がんの組織や細胞を用いる場合がこれにあたります。

3. ヒト遺伝学的検査（遺伝学的検査）

　単一遺伝子疾患，多因子疾患，薬物などの効果・副作用・代謝，個人識別にかかわる遺伝学的検査など，ゲノムおよびミトコンドリア内[*]の原則的に生涯変化しない，その個体が生来的に保有する遺伝学的情報（生殖細胞系列［germline：ジャームライン］の遺伝子解析により明らかにされる情報）を明らかにする検査。37兆個の人の全細胞は原則として同じ DNA 配列を持つ。

(特定非営利活動法人日本臨床検査標準協議会（JCCLS）の遺伝子関連検査標準化専門委員会「遺伝子関連検査検体品質管理マニュアル（暫定文書）」(2009年2月)，日本医学会「医療における遺伝学的検査・診療に関するガイドライン」(2011年2月) より。

＊核ゲノムとミトコンドリアゲノムを指す。

　1の検査は，インフルエンザなどの原因ウイルスが何型かなどを調べるときに行うものであり，ヒトの遺伝子は調べないので，この本では扱っていません。

　2の体細胞遺伝子検査は，がんなどで行われることが多い検査です。病変部の細胞のDNA が変異を起こしているときなどに，その病変部の DNA を調べる検査です。この

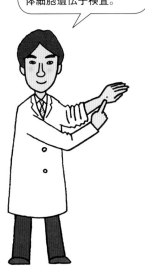

手に皮膚がんができた！これは遺伝しないので，体細胞遺伝子検査。

DNA 変化は子孫に遺伝しない（伝わらない）ものです。**2** の検査では，検査時に必要な書類のなかに，侵襲的（体を傷つけるような）検査に対する同意書を取得することはもちろん，遺伝学的検査のように個人情報に関する同意書を含むこともあります。

　臨床遺伝学で遺伝子を調べるというと，**3** をさすことが多いでしょう。この本でも遺伝学的検査を中心として扱っており，次項で詳しく説明します。

● 遺伝学的検査はどんなときに行う？

　遺伝子関連検査のなかで，子孫に遺伝する（伝わる）可能性があるような DNA 塩基配列などを調べる検査が，遺伝学的検査です。患者さんが生来的に保有する遺伝学的情報を調べる検査です。**生殖細胞系列の検査**とも呼ばれます。といっても，DNA の採取は，一般的には，患者さんの卵や精子以外の体を構成するふつうの細胞から行います。なぜなら，体のどの細胞をとっても，同一人物なら原則的に同じ DNA 塩基配列を持っているからです。したがって，一番採取しやすい血液を用いることが多いのです。

　さて，この検査はどのようなときに行うのでしょうか。少し細かくなりますが，以下に具体的に列挙しました。

① 診断確定のための検査

　遺伝子が原因となっている疾患が推測され，疾患にかかっている人（罹患者）の DNA 塩基配列を調べる場合，疾患の確定診断のための検査になります。

② 保因者検査

　常染色体劣性遺伝形式の遺伝病などで，原因遺伝子バリアント（そのうちの変異）を片親由来の染色体にのみ持っているが，一生その疾患を発症しない人を保因者と言います。長子が罹患していた場合に次子に罹患児が生まれるかどうか推定するためなどに両親の保因者診断のための検査が必要になるケースがあります。

③ 発症前検査

　常染色体優性遺伝形式の遺伝病などで，原因遺伝子バリアント（そのうちの変異）を片親由来の染色体のみに持っており，まだ未発症で将来発症する可能性がある場合，倫理的な条件をクリアしたうえで発症前検査を実施することがあります。

④ ゲノム薬理学的検査

　ファーマコゲノミクス検査ともいい，薬物応答と関連する DNA や RNA の特性（特にバリアントや遺伝子発現）を調べます。薬物の確実な効果や副作用の回避を目指します。

⑤ 出生前検査

　出生前において着床前あるいは着床後の絨毛や羊水を用いて行うもので，医学的,

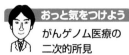

おっと気をつけよう

がんゲノム医療の二次的所見

　がんゲノム医療では，がんの組織や細胞（体細胞）を用いますが，時に，生殖細胞系列だと考えられるバリアントが見つかることがあります。これを二次的所見（secondary findings：セカンダリー・ファインディングス）といいます。

　つまり，**2** のつもりで検査をしても，結果的に **3** の検査になることがあるのです。ですから，がんゲノム医療では遺伝カウンセリングが重要なのです。

社会的，倫理的な問題への配慮が必要であり，日本産科婦人科学会などの見解を遵守することが必要となります。近年，一部の疾患を対象に，血液を用いた非侵襲的出生前遺伝学的検査が実施されるようになりました。

⑥ 易罹患性検査（いわゆる体質診断を含む）

　一見遺伝病とは考えにくかった多因子遺伝性疾患であっても，その疾患にかかりやすいか否か（疾患感受性あるいは易罹患性）として遺伝要因が関与している場合が多いことが徐々に見出されてきています。そして易罹患性検査として，疾患予防の観点からも臨床応用されるようになってきています。ただしこの易罹患性検査を実施する場合には，当該検査の分析的妥当性，臨床的妥当性，臨床的有用性の科学的根拠を明確にする必要があります。医療施設で行うものではない易罹患性の「分析」に対して「検査」という名称を使うのは，議論があるところです（75 ページ参照）。

　これらの遺伝学的検査で日本において診療報酬算定可能なもの（保険収載されているもの）は現在約 140 症候群（疾患）しかないということをつけ加えておきます。遺伝性疾患が数千から数万とも推定されているなかでこの数は少ないと言わざるをえません。しかも日本の臨床検査会社（臨床検査センター）でこれらすべてをカバーしきれていないのが実情です。

　最後に，遺伝学的検査を行うときには，遺伝情報の取り扱いに注意が必要であることを強調しておきます。遺伝情報は単なる個人情報ではなく家族が共通して持つ共有情報ですので，遺伝学的検査を行う際は依頼者（クライエント）の自由意思を尊重し，遺伝カウンセリングを通じて確認し，同意書を取得することが必要です。

基本になる
データベースの使い方

安定して運営され，信頼性が高く，世界中で広く利用されている重要なデータベース4つを特別に取り上げて紹介します。ここでは特に，データベースサイトへの入り方と，データベースが誰によって運営されているかや，どんな特徴があるかといった基礎的な情報のみを紹介します。具体的な使用法の詳細は，第1章以降のそれぞれの使用箇所で説明しています。

NCBI

エヌシービーアイ

● 遺伝子やタンパク質，塩基配列，疾患などの情報が調べられます。
● 生物学・医学のさまざまな情報を検索する窓口となるサイトです。
● 複数のデータベースを同時に検索したり，特定の分野を選んで検索したりできます。

　遺伝子やタンパク質の配列を調べたり，ゲノム情報を得たいときには，なくてはならないサイトです。それ以外にも，さまざまな生物学・医学の情報を調べられます。

　複数のデータベースを同時に検索したり，分野（情報の種類）を選んで検索したりできます。分野を選ぶときの検索窓としては，Gene，Protein，Genome，PubMed などのわかりやすい分野名から選べます。

　NCBI のトップページで検索窓の横にあるボタンをクリックして，検索したい分野を指定したり，あるいは，最初から特定の分野の窓口のサイトを開いたり，便利なやり方でアクセスできます。

概要	特徴	PubMed, OMIM, dbSNP, dbEST, RefSeq, GenBank（配列データベース），BLAST などの複数のデータベースや配列解析ソフトにアクセスできる窓口となる
	検索できる情報	生物学・医学のあらゆる情報にアクセスできる
	呼び方	エヌシービーアイ
	URL	https://www.ncbi.nlm.nih.gov
	正式名	National Center for Biotechnology Information
	作成	分子生物学情報のデータベースの開発を目的に 1988 年に米議会により作成された
	運営	国立生物工学情報センター（米国の国立医学図書館の一部門）
	利用料	無料

入り方 1

NCBI への入り方。

Google や Yahoo で，NCBI と入力して検索。

⬇

National Center for Biotechnology Information をクリック。

③ クリックして検索。

② 調べたいキーワードを入力。

使い方

❶ デフォルトでは，All Databases（全分野）が選択されている。矢印をクリックすれば，各分野名がプルダウンメニューに示されるので，そこから選択する。

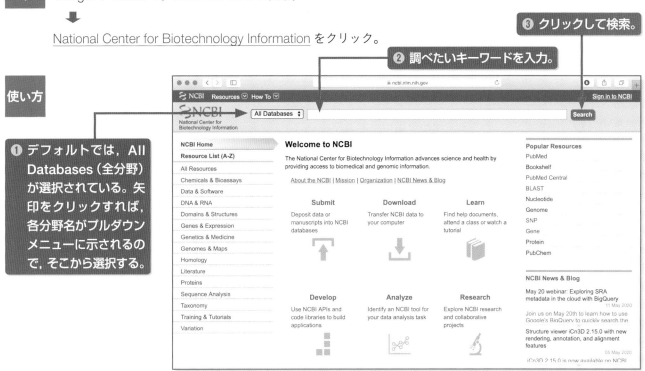

入り方 2

NCBI Gene への入り方。

Google や Yahoo で，NCBI Gene と入力して検索。

⬇

Home-Gene-NCBI をクリック。

② 調べたいキーワードを入力。

③ クリックして検索。

使い方

❶ Gene が選択されていることを確認する。

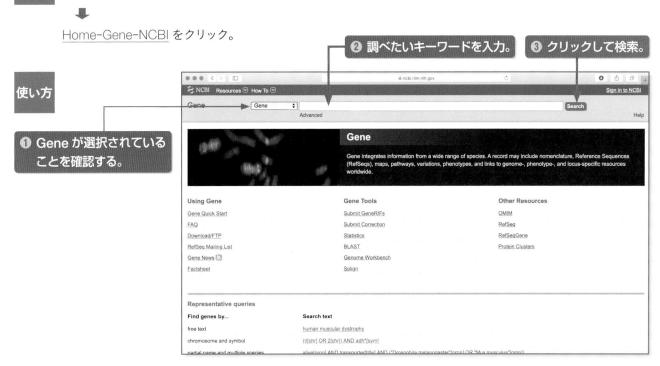

OMIM

オミム（英語ではオウミム）

◉ 疾患とその細分類，原因遺伝子，疾患感受性などが登録されています。

◉ 疾患の特徴，疾患と遺伝子の関係などが調べられます。

◉ 登録番号（MIM 番号）は変わることがないので，普遍的な情報として有用。

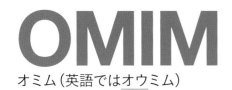 **ここを見よ**

登録番号（MIM 番号）の説明
は 21 ページ

　遺伝子と表現型（疾患）のカタログがデータベース化されたものです。調べたい疾患名や遺伝子名を入力して検索すると，登録項目がヒットされてきます。登録番号（MIM 番号）の頭についている記号は，疾患が #，原因遺伝子が ＊ といったぐあいに分類されているので，戸惑わないように。この MIM 番号は，普遍的な情報として有用で，論文などで疾患名と併記されている，あの番号です。

　疾患に関連する遺伝子，疾患の定義，臨床的特徴，研究の歴史的経緯，遺伝子・分子生物学的情報，座位，動物モデルなどの情報が閲覧できます。

概要		
	特徴	遺伝子と表現型（疾患）カタログの電子版
	検索できる情報	メンデル疾患と 15,000 以上の遺伝子
	呼び方	オミム（英語では，オウミム）
	URL 検索ページは 2 種類あるが，検索結果はどちらも同じ	https://www.omim.org https://www.ncbi.nlm.nih.gov/omim
	正式名	Online Mendelian Inheritance in Man
	作成	Johns Hopkins 大学の McKusick 博士が作成した Mendelian Inheritance in Man という書籍を Web 検索可能にしたものが出発点。1995 年から World Wide Web として利用可能になった。
	運営	McKusick-Nathans Institute of Genetic Medicine, Johns Hopkins University School of Medicine
	利用料	無料

入り方

OMIM への入り方。

Google や Yahoo で，OMIM と入力して検索。

:arrow_down:

<u>Home-OMIM-NCBI</u>

あるいは

<u>OMIM- Online Mendelian Inheritance in Man</u>
のどちらかをクリック。

ここでは，<u>Home-OMIM-NCBI</u> のほうをクリック。
下の画面になります。

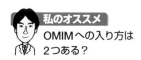

使い方

❶ 調べたいキーワードを入力。　　❷ クリックして検索。

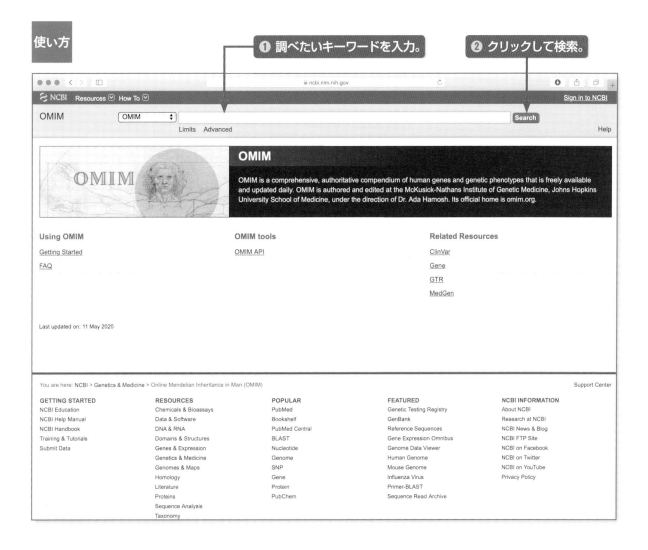

GeneReviews

ジーンレビューズ

◉遺伝性疾患の情報サイト。登録疾患数は現在 800 弱。

◉遺伝性疾患の症状や診断，遺伝学的検査（遺伝子の検査も），遺伝カウンセリングなどの情報が調べられます。

◉日本語に翻訳されたサイトもあり，現在およそ約 200 の疾患分が翻訳されています。

　遺伝性疾患が登録されており，各疾患ごとに症状や診断，遺伝学的検査（遺伝子の検査など），遺伝カウンセリングなどの情報が記載されています。

　トップページには，疾患名がアルファベット順にリストされています。求める疾患名を選んでクリックすれば，その疾患ページが開きます。検索窓に調べたい疾患名を入力して，検索することもできます。日本語版も同様です。

　参考文献リストは PubMed にリンクされていて便利です（日本語版では参考文献リストは省略）。

概要	特徴	遺伝性疾患の情報サイト
	検索できる情報	800 弱項目（疾患），日本語版は約 200 項目（疾患）を公開中（2020 年 3 月現在）
	呼び方	ジーンレビューズ
	URL	GeneReviews®-NCBI Bookshelf 　　https://www.ncbi.nlm.nih.gov/books/NBK1116/ あるいは Gene Tests-GeneReviews 　　https://www.genetests.org/resources/genereviews.php GeneReviews 日本語版　http://grj.umin.jp/
	正式名	同じ
	作成	1997 年に Roberta A Pagon（University of Washington）により作成された
	運営	University of Washington のスタッフがおもに運営（日本語版の運営責任者：札幌医科大学医学部遺伝医学　櫻井晃洋　教授）
	利用料	無料

入り方　GeneReviews への入り方。
Google や Yahoo で，Gene Reviews と入力して検索。

▶英語版を見るには
GeneReviews®–NCBI Bookshelf
をクリック。

▶日本語版をみるには
GeneReviews 日本語版
をクリック。

 英語版ページが開く。

 ❶ ここをクリック。

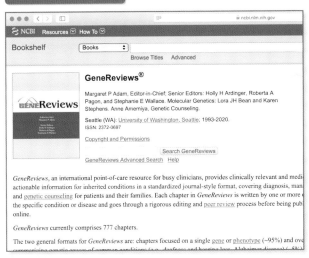

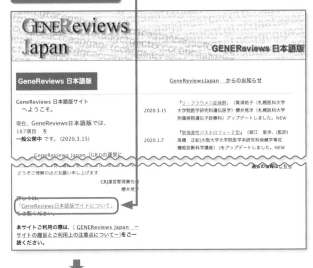

❸ 日本語版ページが開く。

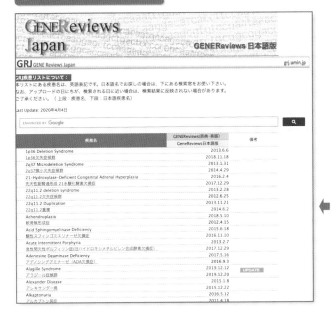

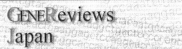 **❷ ここをクリック。**

PubMed

パブメド

● 医学・生物学分野の文献情報データベース。
● 世界の主要ジャーナルに掲載された文献を検索できます。
● アブストラクトの閲覧，文献へのリンク，関連する情報などが見つけられます。

　ライフサイエンス系でよく使われている文献情報の検索サイトです。文献には PubMed 識別子（PMID）と呼ばれる 8 桁の番号がふられており，ほぼ普遍的な番号として，論文や Web サイトにしばしばリンクされています。

　検索方法は簡単で，知りたい内容のキーワード，あるいは著者名，雑誌名などを英語で入力して，「Search」をクリックすれば OK です。著者名は，ラストネームのあとにハイフンを入れ，ファーストネームのイニシャルで入力するのが原則です。

　情報は，5 日間に 1 回のペースで更新されています。ただし，創刊されたばかりのジャーナルの場合は，検索できるまでに 1 年近くかかることもあります。

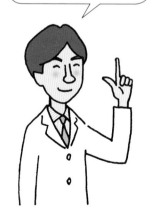

医学・生物学系の学生にとって，NCBI は知らなくても PubMed の知名度は高いですね。運営母体は同じです。

概要		
	特徴	3000 万件以上の文献情報を含み，各文献へリンクされている。
	検索できる情報	検索できる情報　世界の主要な医学・生物学系ジャーナルなどに掲載された文献，オンラインブックス
	呼び方	パブメド
	URL	https://pubmed.ncbi.nlm.nih.gov
	正式名	同じ
	作成	1994 年に米国国立医学図書館（NLM）が作成したデータベースが，1997 年より PubMed としてインターネットに公開された
	運営	国立生物工学情報センター（米国国立医学図書館の一部門）が運営
	利用料	無料

入り方

PubMed への入り方。
Google や Yahoo で，PubMed と入力して検索。

⬇

PubMed
をクリック。

私のオススメ

PubMed，OMIM，NCBI などで，検索窓に入れた言葉を入力しなおしたときなどに，search をクリックしても作動しないことがあります。そんなときは，このページを再読み込みしてみましょう。

ページを再読み込みしたいときは，ここをクリック。

使い方

❶ 調べたい内容のキーワード，著者名，雑誌名などを英語で入力。

❷ クリックして検索。

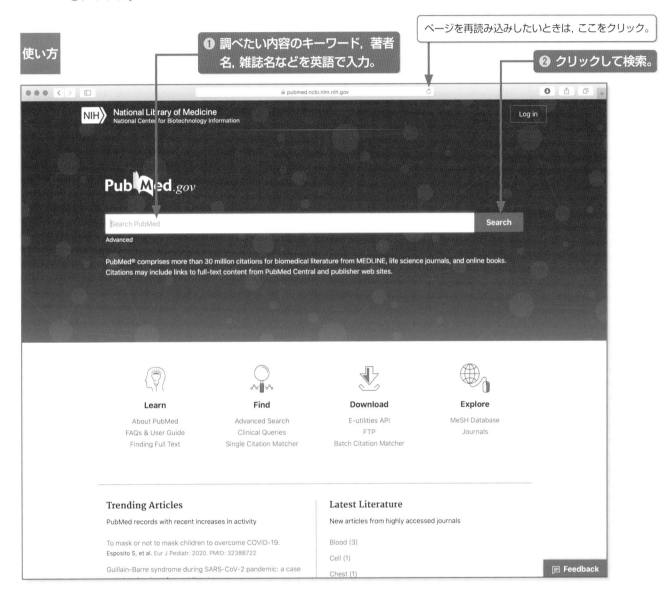

　検索窓に入力するキーワードに分子式が入っていたら，「どのように入力しよう？」などと悩むかもしれません。18 ページに検索語の入力ルールやコツをまとめました。

▶文字入力のルール

- 半角英数字で入力
- 小文字大文字は区別なし
- ギリシャ文字の入力法* α → alpha, β → beta
- アクセント記号（é）は省略して入力
- ハイフンの入力法 － →スペース
- 記号類の入力法 ！？％ →省略
- 分子式の入力法 H2O → H2O あるいは h2o
   ℃ → degrees C

* 2010 年 9 月以降のデータはギリシャ文字を認識。

▶キーワード入力のルール

- 複数のキーワードを含む内容を検索したい（AND 検索）→キーワードの間に半角スペースを入力
- 複数の語をフレーズとして入力したい →複数の語を " " で囲む
- 複数の語をフレーズとして認識されるのを避けたい（AND 検索）→ asthma AND protein
- AND 検索（両方を含むものを検索）→ A AND B
- OR 検索（どちらかを含むものを検索）→ A OR B
- NOT 検索（A は含むが B は含まないものを検索）→ A NOT B

▶著者名の検索のコツ

- 姓（フルで入力）と名（イニシャル）を入力する。名はフルでは入力しないほうが無難（論文に記載されている姓名が検索対象だから。論文では通常，名はイニシャルで記載されていることが多い）。
- 姓名はセットで自動的に判断される。例 Nakayama T
- 姓名として認識されないことを避けたい →ハイフンを入れる。例 Nakayama-T

1章

疾患について調べよう

　　んな医師であっても，すべての疾患について詳細な情報を把握している
ど　のは，実際不可能です。稀な疾患について検査するときには，疾患の正
確な情報を得るために検索が必要です。分子レベルの研究は日々進展し，疾患
の細分類や，関連する遺伝子に関する情報は頻繁に更新されているので，Web
で情報検索する必要があります。検査，診断，治療，研究，創薬，さまざまな
場面でも，疾患について調べる必要は生じてくるでしょう。

**この章
の内容**

1.1 OMIM で Gitelman 症候群について調べる

1.2 OMIM で Gitelman 症候群の原因遺伝子について調べる

1.3 GeneReviews 日本語版でフェニルケトン尿症について調べる

1.4 PubMed で Gitelman 症候群の文献を調べる

OMIMで疾患について調べてみましょう。OMIMでキーワードを入力して検索。キーワードは、疾患名を英語で入力します。疾患の特徴、遺伝形式、原因遺伝子、診断方法などが調べられます。

● Gitelman症候群を検索する

OMIMへの入り方は？
GoogleやYahooで「OMIM」と入れて、検索。詳しくは13ページ参照。

OMIMの検索ページを開き、Gitelman症候群の英語名である「Gitelman syndrome」と入力して（❶）、検索します（❷）。入力するキーワードは、疾患名の一部だけでも（たとえば「Gitelman」）検索できます。あるいは、関連する遺伝子名、病態などの単語でも検索できるかもしれません。

OMIMの検索ページの入り方は、13ページを参照してください。

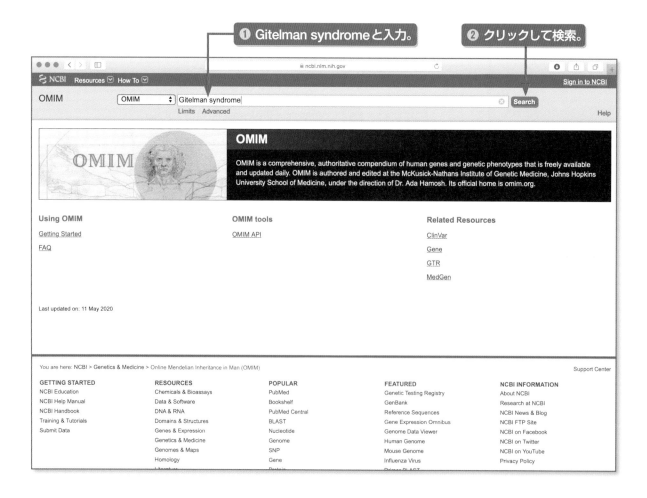

❶ Gitelman syndromeと入力。

❷ クリックして検索。

　登録項目がずらっとリストアップされてきます（❸）。OMIMでは疾患名だけでなく，遺伝子名も登録されているので，キーワード検索した際には，それらが同時に出てくるのです。

　慎重によく見て，その中から，Gitelman Syndrome（Gitelman症候群）を見つけ出しましょう。見つけたら，その登録名をクリックすれば（❹），閲覧できます。登録名の最初についている記号＃は，それが疾患名であることを意味します。

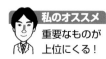

私のオススメ

重要なものが上位にくる！

OMIMの検索結果は，キーワードのスペルミスなどがなければ，重要なものが上位にきますよ。

❸ **検索結果。登録項目がリストアップされて出てくる。** 　　❹ **GITELMAN SYNDROMEをクリック。**

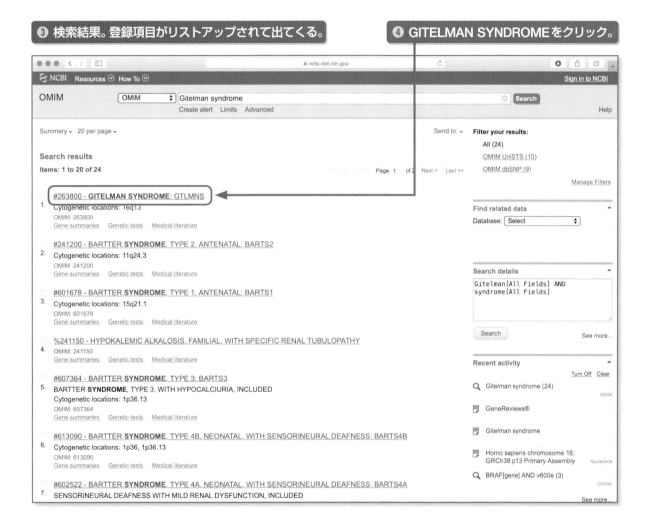

│ メモ │ OMIM登録名の記号の意味

▶ **冒頭の記号は？**
次のように分類されています。

- ＃　疾患（＝表現型）
- ％　疾患（＝表現型）（分子機構未知のもの）
- ＊　遺伝子
- ＋　遺伝子（配列と表現型の情報もある場合）

▶ **6桁の番号は？**
登録番号（MIM番号）です。遺伝形式に従って分類されています。

100000-299999	常染色体優性遺伝と常染色体劣性遺伝（1994年5月以前の登録）
300000-399999	X連鎖性遺伝
400000-499999	Y連鎖性遺伝
600000-	常染色体優性および常染色体劣性遺伝（1994年5月以降の登録）

● **Gitelman症候群の特徴を調べる**

<u>#263800 – GITELMAN SYNDROME</u> をクリックして（前ページの❹），この疾患のページを開きました（❺）。この疾患の特徴，遺伝形式，原因遺伝子，診断方法などが閲覧できます。

まず，表現型と遺伝子の表（Phenotype-Gene Relationships）を見ると，この疾患は常染色体劣性遺伝形式で，原因遺伝子は *SLC12A3* であり，その座位は16番染色体長腕の位置13（「16q13」と表し，「じゅうろくきゅーのいちさん」と読みます）であることがわかります（この表の詳しい見方は，24ページを見てください）。

Clinical Synopsis をクリックすると，臨床的特徴を一覧できる表が見られます。スクロールして下のほうの情報を見れば，より詳しい臨床的特徴の解説や分子レベルの知見，動物モデルの情報などが見られます。

📖 **ここを見よ**

Phenotype-Gene Relationships の表の見方は，24ページ参照。

❺ **Gitelman症候群のページが開く。**

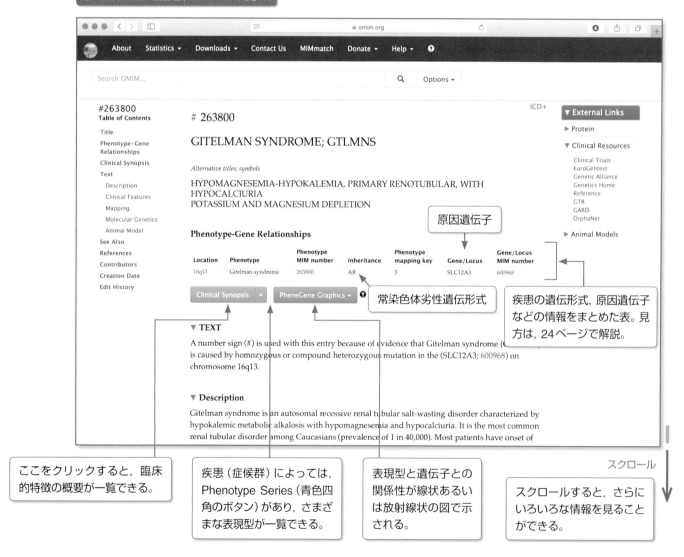

　Gitelman 症候群の臨床的特徴は，Description にまとめられています（**❻**）。「低カリウム血症，代謝性アルカローシス，低マグネシウム血症，低カルシウム尿症」，「成人発症が多い」，「白人では 40,000 人に 1 人」といった情報が読みとれます。臨床的特徴のさらなる詳細は，Clinical Features に参考文献とともに紹介されています。

❻ Description に臨床的特徴が記載されている。

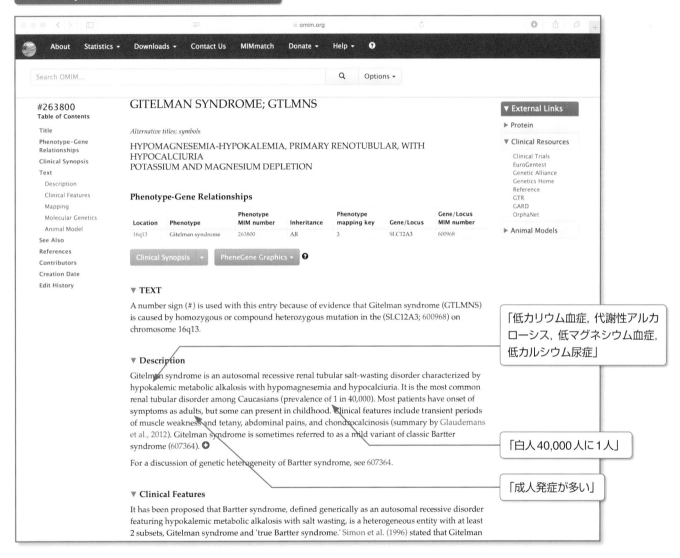

「低カリウム血症，代謝性アルカローシス，低マグネシウム血症，低カルシウム尿症」

「白人 40,000 人に 1 人」

「成人発症が多い」

┃ メモ　OMIM 疾患ページの各項目には何が書いてある？

Description	疾患の説明のまとめ
Clinical Features	臨床的特徴の解説。研究者の論文を含め，歴史的な発見の流れを踏まえて記載。
Mapping	疾患の原因遺伝子を「誰が」「いつ」報告したか，その経緯を記載。
Molecular Genetics	分子レベルの知見。
Animal Model	その遺伝子の機能について，実験動物を使って調べた報告のまとめ。

● Phenotype-Gene Relationships の見方

疾患のページの冒頭にある Phenotype-Gene Relationships の見方を説明します。

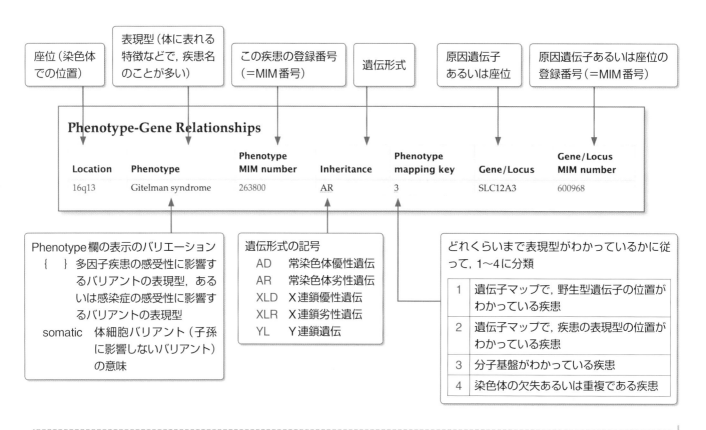

座位(染色体での位置)

表現型(体に表れる特徴などで, 疾患名のことが多い)

この疾患の登録番号(=MIM番号)

遺伝形式

原因遺伝子あるいは座位

原因遺伝子あるいは座位の登録番号(=MIM番号)

Phenotype-Gene Relationships

Location	Phenotype	Phenotype MIM number	Inheritance	Phenotype mapping key	Gene/Locus	Gene/Locus MIM number
16q13	Gitelman syndrome	263800	AR	3	SLC12A3	600968

Phenotype欄の表示のバリエーション
{ } 多因子疾患の感受性に影響するバリアントの表現型, あるいは感染症の感受性に影響するバリアントの表現型
somatic 体細胞バリアント(子孫に影響しないバリアント)の意味

遺伝形式の記号
AD 常染色体優性遺伝
AR 常染色体劣性遺伝
XLD X連鎖優性遺伝
XLR X連鎖劣性遺伝
YL Y連鎖遺伝

どれくらいまで表現型がわかっているかに従って, 1〜4に分類

1	遺伝子マップで, 野生型遺伝子の位置がわかっている疾患
2	遺伝子マップで, 疾患の表現型の位置がわかっている疾患
3	分子基盤がわかっている疾患
4	染色体の欠失あるいは重複である疾患

コラム 遺伝形式って何?

　遺伝形式とは, 疾患(あるいは形質)がどのようなパターンで子孫に継承されるかを分類したものです。OMIMでは, メンデルの法則に従うメンデル疾患(形質)を主に対象にしています。

常染色体優性遺伝	(AD: autosomal dominant inheritance)	原因遺伝子のヘテロ接合体(つまり, 正常なアレルと変異アレルを持つ人)の人でも発症する疾患。
常染色体劣性遺伝	(AR: autosomal recessive inheritance)	原因遺伝子のホモ接合体(つまり, 父母両方から変異アレルを受け継いだ人)で発症する場合は, 近親婚の場合もある。ヘテロ接合体の人は, 無症候の保因者となる。同じ遺伝子内で別の部分に変異アレルがある場合, 複合ヘテロ接合体となり, 発症する。
X連鎖優性遺伝	(XLD: X-linked dominant inheritance)	その疾患の原因遺伝子がX染色体にあり, そのヘテロ接合体の人でも発症する。
X連鎖劣性遺伝	(XLR: X-linked recessive inheritance)	その疾患の原因遺伝子がX染色体にある。男性はヘミ接合体で発症する。女性はヘテロ接合体で発症することがある(軽症の場合も)。
Y連鎖遺伝	(YL: Y-linked inheritance)	その疾患の原因遺伝子がY染色体にある。

コラム 単一遺伝子疾患と多因子遺伝性疾患

単一遺伝子疾患とは（single gene disorder）は，ある1つの遺伝子の変化（DNA塩基配列の一塩基変化，欠失・挿入などのバリアントなど）により発症する病気の総称です。メンデルはエンドウマメの交配実験で法則性を見出し，その成果によって**遺伝形式**（左ページ参照）がまとめられました。

単一遺伝子疾患は原則メンデル遺伝形式によって伝わります。ただし，ある家系で，患者さん（罹患者）が初めて見出された際，その家系で突然現れたように見えるため突然変異ということがありますが，この場合次の世代にメンデル遺伝形式で伝わってゆく単一遺伝子疾患であることがあります。単一遺伝子疾患の原因となる遺伝子を**原因遺伝子**（causal gene，causative gene）あるいは責任遺伝子（responsible gene）といいます。

多因子遺伝性疾患とは，高血圧症や糖尿病のように遺伝要因と環境要因とが組み合わさって発症するものを言います。遺伝要因も1つではありません。これらは左記のメンデル遺伝形式に則って伝わるわけではなく，子孫が何パーセントの確率で発症するとは明確に計算できません。ある1つの遺伝子は，その疾患の原因の100%ではないので，その遺伝子の変化の有無で確実に発症するとは言えず，なりやすい（**疾患感受性**，**易罹患性**：susceptibility to）あるいはなりにくい（**疾患抵抗性**：protection against）を決定しているとされます。

ある遺伝子の変化を持つ者がある疾患になりやすい**リスク**は，その遺伝子の変化を持たない者に比べて2倍である（オッズ比＝2.0）などと表現します。この場合の遺伝子（個々の遺伝子）を**疾患感受性遺伝子**（susceptibility gene）といいます。

コラム 体細胞（somatic cell）と生殖細胞系列（germline）の違いは？

遺伝子関連検査の分類のところでも触れましたが，体細胞遺伝子検査は，子孫に伝わらないバリアントを調べるということであり，多くはがんの遺伝子を調べるものです。

さて，遺伝学的検査は別名生殖細胞系列遺伝子検査ともいいますが，**生殖細胞**（germ）と**生殖細胞系列**（germline）とは臨床遺伝医療の現場では似て異なるものを指します。多くの辞書による定義では生殖細胞系列とは生殖細胞が発生してからのすべての段階を指す生殖細胞の総称というような定義になっています。しかしこの定義から正確な概念を具体的に理解するには困難なような気がします。

端的に表現すると，生殖細胞とは精子と卵子のことです。

一方，生殖細胞系列とは重要な2つの概念でまとめられます。1つは，一人の人間の一番最初の形である受精卵が同じDNA配列を持ちながら，どんどん増えて行って，最終的に全身37兆個の細胞になるので，精子・卵子を除くすべての細胞は，基本的に同じDNA配列になっているということ（全身同じDNA配列）。もう1つは，一人の人間のDNA配列は基本的に一生変わらないということです。この2つの概念は，臨床遺伝医療での大前提です。germlineはこの2つの概念を意味すると知っているだけで，遺伝医療の専門家から「物知りだね」と言われること請け合いです。

┃ メモ

全身の細胞の数はいくつある？
頭の先から足の先まで，細胞の数は全部で37兆個といわれています。しかし，実際にすべて数えたわけではなく，過去には60兆個と推測されていた時期もありました。

おっと気をつけよう

優性/顕性，劣性/潜性
遺伝形式について，優性を顕性に，劣性を潜性に言い換えようとする意見がありますが，まだ決着はついていません。本書では，前者を採用しています。

1.2 OMIMでGitelman症候群の原因遺伝子について調べる

OMIMでGitelman症候群のページを開き，Phenotype-Gene Relationshipsの表を見ると，*SLC12A3* が原因遺伝子であることがわかります。OMIMでこの遺伝子について調べてみましょう。

● Gitelman 症候群の原因遺伝子のページを開く

OMIM の Gitelman 症候群のページ（❶，22 ページ参照）で，Phenotype-Gene Relationships の表を見てみましょう。常染色体劣性遺伝形式の Gitelman 症候群という表現型の原因遺伝子は，*SLC12A3* 遺伝子であることがわかります。*SLC12A3* 遺伝子の登録番号をクリックすると（❷），この遺伝子のページが開きます（❸）。

❶ OMIMでGitelman症候群のページを開く。

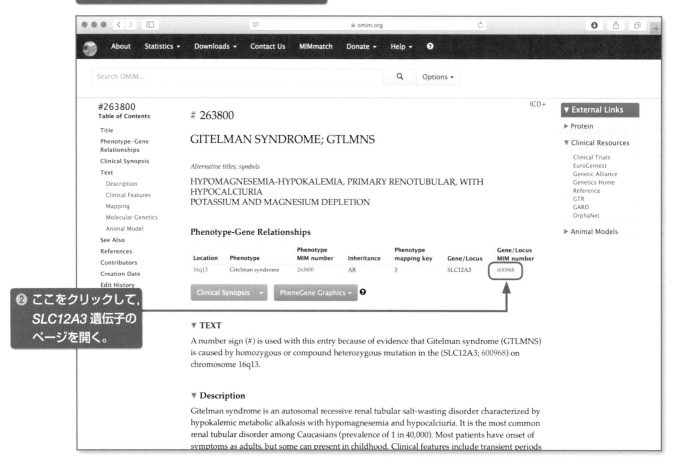

❷ ここをクリックして，*SLC12A3* 遺伝子のページを開く。

あるいは，OMIM の検索ページ（20 ページ）に戻って，遺伝子記号の「SLC12A3」で検索したり，疾患名の Gitelman 症候群で検索すると，登録項目がずらっとリストされてきます（❶′）。慎重によく見て，*SLC12A3* 遺伝子を見つけ，それをクリックすれば（❷′），この遺伝子のページが開きます（❸）。登録項目には，遺伝子の登録番号，遺伝子のフルネーム，遺伝子記号が 1 行に記録されています。

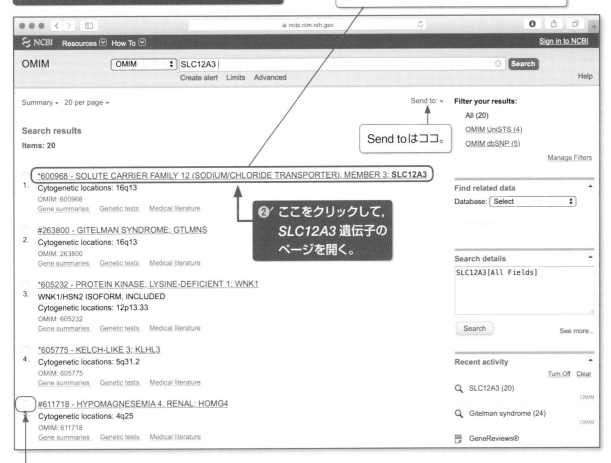

❶′ OMIM で SLC12A3 と入力して検索した結果。

SLC12A3 遺伝子の登録番号，遺伝子のフルネーム，遺伝子記号が 1 行に記載されている。

Send to はココ。

❷′ ここをクリックして，*SLC12A3* 遺伝子のページを開く。

この ☐ をクリックすると，右のように使える。

☐ をクリックすると，印刷やクリップしたいものを選択できる（OMIM で共通）

① この ☐ をクリックすると，チェックが入る（☑ となる）。複数選択可。
② 画面右上の Send to をクリック。
③ ポップアップメニューが開く。

④
▶ File をクリックすると，☑ を入れておいたものをダウンロードできる。印刷したいときに便利。
▶ Clipboard をクリックし，さらに Add to Clipboard のボタンをクリックすると，画面右上に Clipboard のアイコンが表れる。選択した情報がクリップボードに 8 時間保存される。

SLC12A3 遺伝子は，16番染色体にあり，DNA変化が Gitelman 症候群を引き起こし，この疾患は常染色体劣性遺伝形式であることなどがわかります。スクロールすると，TEXTを閲覧できます。

❸ SLC12A3遺伝子のページが開く。

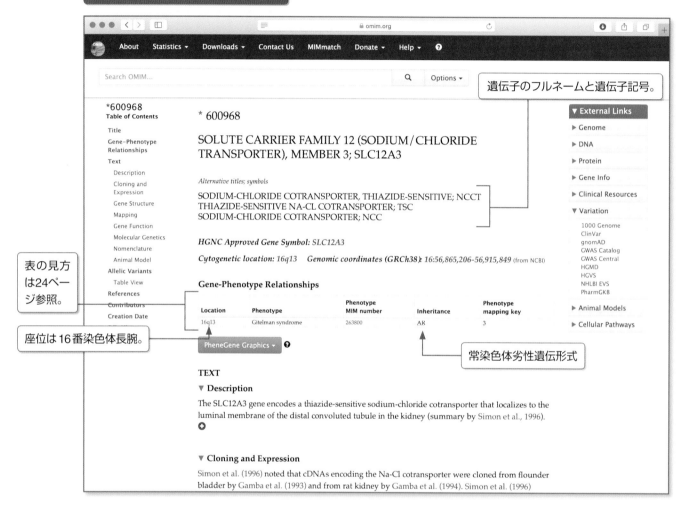

遺伝子のフルネームと遺伝子記号。

表の見方は24ページ参照。

座位は16番染色体長腕。

常染色体劣性遺伝形式

│ メモ │ OMIM 遺伝子のページの TEXT 項目には何が書いてある？

Cloning and Expression	原因遺伝子が発見された経緯。メッセンジャー RNA の長さや発現している組織。
Gene Structure	タンパク質のアミノ酸，あるいは DNA のエクソン数。
Mapping	染色体での位置。
Gene Function	遺伝子の機能。
Molecular Genetics	分子レベルの背景。
Nomenclature	用語の解説。
Animal Model	動物モデルでの検討。
Allelic Variants	バリアント情報。

　たとえば，この遺伝子のバリアント情報を見てみましょう。バリアントというのは，遺伝子の配列の変化型のことです（68，80ページ参照）。同じ遺伝子であっても，個人個人でその配列は少しずつ違うのが普通ですが，この配列の違いをバリアントといいます。「変異」や「多型」と呼ばれることもあります。

　左の画面（❸）を下にスクロールして，ALLELIC VARIANTS を見ると，バリアントの報告論文がまとめられています（❹）。Table View をクリックすると（❺），どんな種類のバリアントがあるか一覧できます（❻）。ClinVar をクリックすると，バリアント情報のデータベースである ClinVar が開きます（ClinVar については 76 ページ参照）。

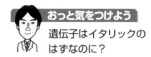

おっと気をつけよう

遺伝子はイタリックのはずなのに？

一般に遺伝子名はイタリック（斜体）で表されますが，データベースでは，イタリック表示されていません。

❹ スクロールして，バリアント情報を見る。

ここをクリックすると，ClinVarに飛ぶ。

スクロール

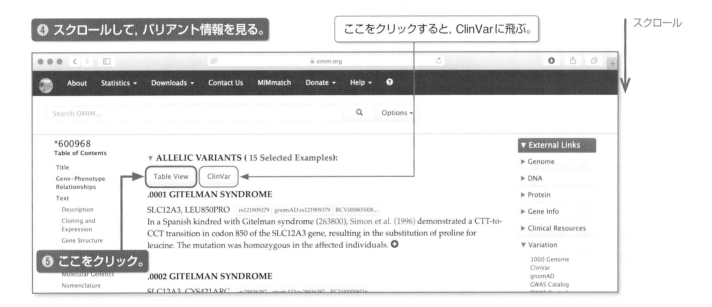

❻ *SLC12A3*遺伝子のバリアントの代表的な種類が一覧できる。

アミノ酸や塩基がどのように変化したか，示されている。

Ensemblへのリンク

gnomADへのリンク

ClinVarへのリンク

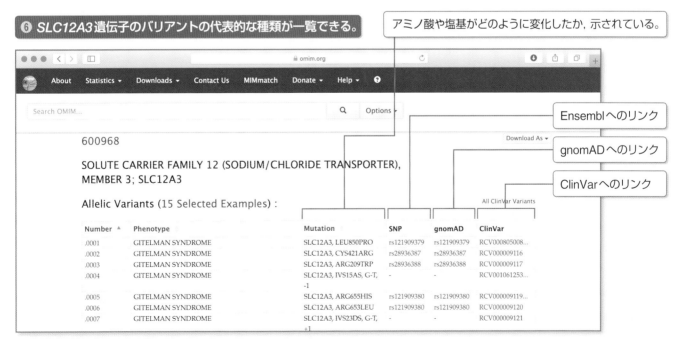

1.3 GeneReviews日本語版で フェニルケトン尿症について調べる

GeneReviews 日本語版を開くと，疾患名（英語名）がずらっとリストされています。アルファベット順に並んでおり，目で見ても簡単に探せます。遺伝性疾患の診断，遺伝学的検査，遺伝カウンセリングなどの情報が調べられます。

📖 **ここを見よ**

GeneReviews への入り方は？
Google や Yahoo で「Gene Reviews」と入れて，検索。詳しくは 15 ページ参照。

● フェニルケトン尿症を検索する

　GeneReviews 日本語版には GeneReviews（英語版）を日本語に翻訳した情報が掲載されています。Gitelman 症候群は GeneReviews に含まれていないので，ここではフェニルケトン尿症を取り上げましょう。

　GeneReviews 日本語版のトップページを開き（❶），ページをスクロールして（❷），フェニルケトン尿症の英語表記である「Phenylalanine Hydroxylase Deficiency」を探しましょう。疾患名をクリックするとページが開きます（❸）。日本語名で調べたいときは検索窓を利用可。

❶ GeneReviews日本語版を開く。

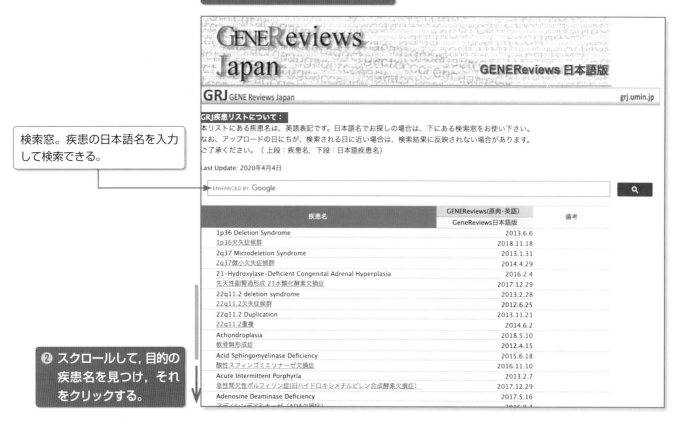

検索窓。疾患の日本語名を入力して検索できる。

❷ スクロールして，目的の疾患名を見つけ，それをクリックする。

　疾患のページ（**❸**）の冒頭には要約があり，さらにスクロールするといろいろな情報が見られます。英語版の参考文献リストは，日本語版では省略されています。英語版では，文献が PubMed にリンクされています。

❸ フェニルケトン尿症のページが開く。

GRJ top ＞　遺伝子疾患情報リスト

GRJ GeneReviewsJapan　　　　　　　http://grj.umin.jp

フェニルケトン尿症
(Phenylalanine Hydroxylase Deficiency)
PAH Deficiency. Includes: Hyperphenylalaninemia (HPA), Phenylketonuria (PKU), Variant PKU]

GeneReview著者: John J Mitchell, MD, Charles R Scriver, MD
日本語訳者: 麻生和良，岡野善行（大阪市立大学大学院発達小児医学）
GeneReview 最終更新日: 2005.7.19.　日本語訳最終更新日: 2006.12.24.

原文　Phenylalanine Hydroxylase Deficiency

要約

疾患の特徴

フェニルアラニン水酸化酵素(PAH)欠損症は，食事から摂取される必須アミノ酸であるフェニルアラニンの代謝が障害されているために，フェニルケトン尿症（PKU），非PKU性高フェニルアラニン血症（non–PKU HPA），異型PKUといった多種多様の病型を発症させる．古典型PKUはPAH活性の完全または完全に近い欠損によって生じる．フェニルアラニンの摂取制限をしなければ，ほとんどのPKU患児は重大なそして非可逆性の精神発達遅滞を生じる．non–PKU HPAでは治療しない場合でも認知発達の障害のリスクは非常に低い．異型PKU はPKUとnon–PKU HPA の中間型である．

診断・検査

PAH欠損症は，かかとの穿刺から得られた血液スポットからガスリー法や他の測定法で高フェニルアラニン血症を検出する新生児マススクリーニングによって実質的に100％診断されうる．PKUは未治療の状態で血漿フェニルアラニン(phe)濃度が1000μmol/L以上の時診断される．non–PKU HPAは，通常の食事で血漿phe濃度が常に正常値以上（>120μmol/L）で1000μmol/L以下で診断される．PAH遺伝子の分子遺伝的検査は第一義的にはリスクのある近親者がいる場合に保因者であることを決定する遺伝カウンセリングや，出生前診断のために用いられる．

遺伝カウンセリング

PAH欠損は常染色体劣性様式により遺伝する．受胎時に，患者同胞の25％はPAH 欠損症の可能性があり，50％は無症候性キャリア，25％はPAH欠損症でもキャリアでもない可能性がある．PAH欠損症の出生前診断は，直接的DNA検査でPAH欠損症系家の疾患原因となる遺伝子変異が明らかにされている場合，または，連鎖解析で有益なマーカーが認められた場合に25％の疾患危険率で妊娠中に診断可能である．

診断

臨床診断

PAH欠損症であっても新生児期には高フェニルアラニン血症の身体的徴候を示さない．

検査

血漿フェニルアラニン濃度

フェニルアラニン代謝の主なルートは，フェニルアラニン水酸化酵素（PAH）によるフェニルアラニンからチロシンへの代謝である．主としてフェニルアラニン水酸化酵素欠損症(PAH deficiency) の診断は，血漿フェニルアラニン(phe)濃度の上昇と，補酵素であるBH4代謝が正常であることによる．PAH欠損症は無治療で血漿フェニルアラニン(phe) 濃

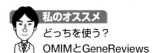

私のオススメ

どっちを使う？
OMIMとGeneReviews

次のような特徴があります。調べたい内容によって使い分けましょう。

▶ OMIM のほうが登録疾患数は圧倒的に多いので，まれな疾患でも調べられます。GeneReviews には約 700 程度の疾患しか登録されていません。

▶ OMIM では臨床的特徴と，特に臨床遺伝情報や分子生物学的背景の記載が充実していますが，診断方法についてはあまり書かれていません。

▶ GeneReviews では臨床的診断法，遺伝学的検査，遺伝カウンセリングに必要な情報が充実しています。

▶ GeneReviews には日本語版サイトもあります。

メモ

GeneReviews にはどんな項目が解説されている？

フェニルケトン尿症のページを例に紹介

　要約
　診断
　　　臨床診断
　　　検査
　　　分子遺伝学的検査
　鑑別診断
　臨床的マネジメント
　　　古典的 PKU
　遺伝カウンセリング
　　　遺伝形式
　　　患者家族のリスク
　　　遺伝カウンセリングに
　　　　関連した問題
　　　出生前診断

1.4 PubMedでGitelman症候群の文献を調べる

PubMedで文献を探してみましょう。キーワードを入力して検索すると，キーワードに関連した文献がリストアップされてきます。2019年にリニューアルされた新しいPubMedの使い方を紹介します。

● Gitelman症候群の文献を検索する

PubMedでGitelman症候群について調べてみましょう。疾患名を英語で入力して（❷），検索すると（❸），この疾患に関連する文献がリストアップされてきます（❹）。文献のタイトルをクリックすると（❺），アブストラクトや詳しい情報が掲載されているページが開きます。フィルターをかけると，文献を絞り込んで検索できます。

ここを見よ

PubMedへの入り方は？
GoogleやYahooで「PubMed」と入力して，検索。詳しくは17ページ参照。

おっと気をつけよう

リニューアルの変更点は？

2019年にリニューアルしたPubMed。主な変更点は，
- スマートフォンやタブレットからのアクセスが快適になりました。
- 検索結果表示のデフォルト設定が，新しい文献順から，適合度の高い順に変わりました。
- 検索結果として表示されるのは，アブストラクトの冒頭からでなく，関連性の高い部分が選ばれます。

❶ PubMedを開く。

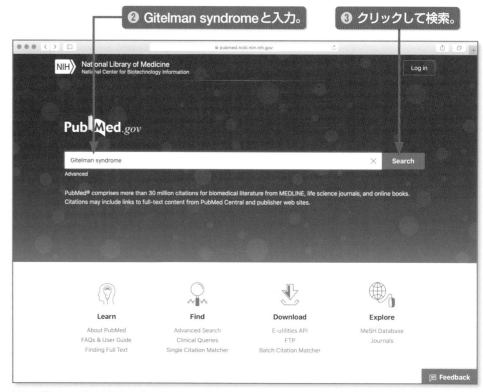

❷ Gitelman syndromeと入力。　❸ クリックして検索。

https://pubmed.ncbi.nlm.nih.gov

　Gitelman Syndrome で検索すると，832 件の論文がヒットしました（**❹**）。タイトル
をクリックすると，その文献の情報にアクセスできます。また，□にチェックを入れて
選択した後，Send to をクリックすれば，その文献をクリップボードに入れることがで
きます。クリップボードには 8 時間保存されます。

❹ 検索結果。

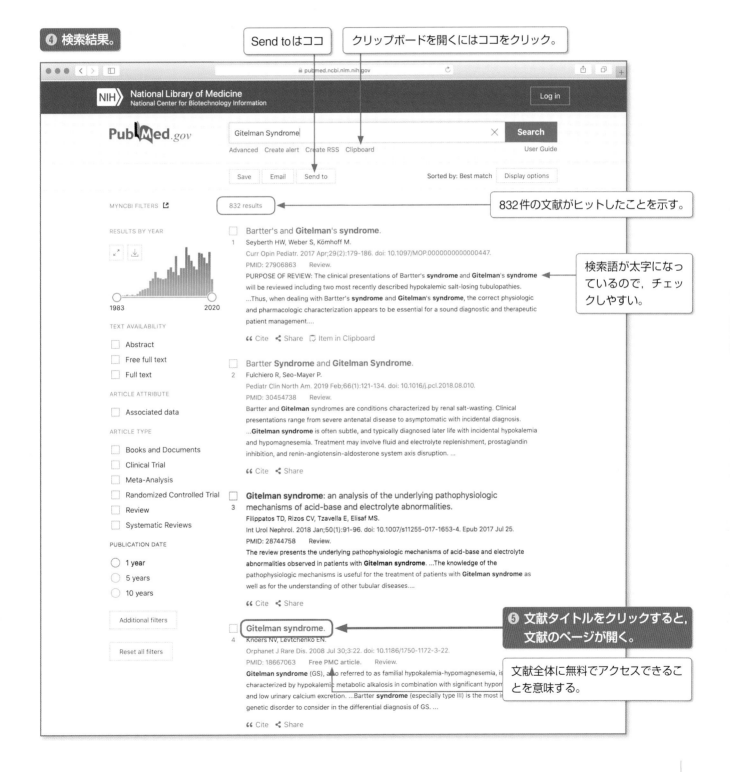

Send toはココ

クリップボードを開くにはココをクリック。

832件の文献がヒットしたことを示す。

検索語が太字になっているので，チェックしやすい。

❺ 文献タイトルをクリックすると，文献のページが開く。

文献全体に無料でアクセスできることを意味する。

● フィルターをかけて検索してみよう

❹のページの画面左側には，いろいろなフィルターが用意されています。

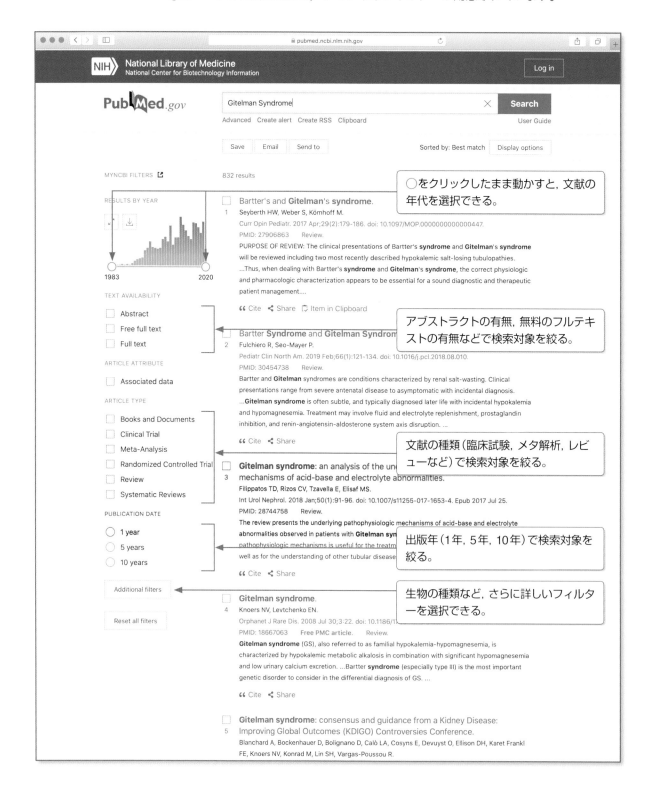

○をクリックしたまま動かすと，文献の年代を選択できる。

アブストラクトの有無，無料のフルテキストの有無などで検索対象を絞る。

文献の種類（臨床試験，メタ解析，レビューなど）で検索対象を絞る。

出版年（1年，5年，10年）で検索対象を絞る。

生物の種類など，さらに詳しいフィルターを選択できる。

● 文献のページを開いてみよう

　文献のページを開くと，アブストラクトを読んだり，下方にある類似論文のリストを見たりできます。全文が無料で読めるサイトがある場合，それへのリンクも示されています。

❻ 文献のページが開く。

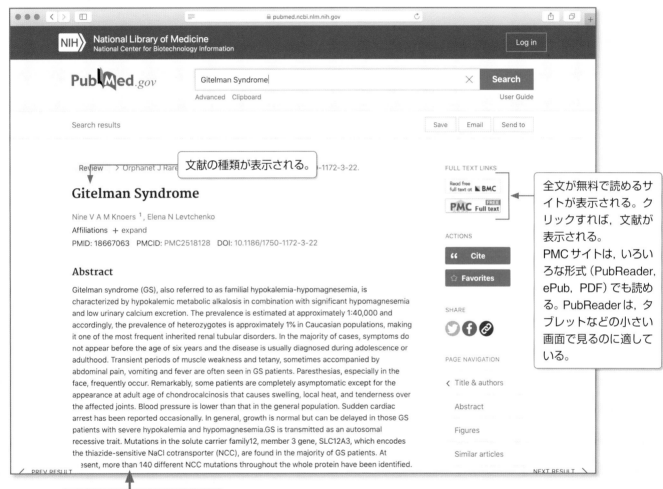

文献の種類が表示される。

全文が無料で読めるサイトが表示される。クリックすれば，文献が表示される。
PMCサイトは，いろいろな形式（PubReader，ePub，PDF）でも読める。PubReaderは，タブレットなどの小さい画面で見るのに適している。

❼ アブストラクトが読める。

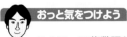 **おっと気をつけよう**

PubMedで複数語を検索したいとき

複数後をフレーズとして検索したいときは→複数語を " " で囲みます。
Aは含むがBは含まないものを検索したいとき→ A NOT B と入力します。
AかBのどちらかを含むものを検索したいとき→ A OR B
検索語のより詳しい入力ルールについては，18ページも参照。

症例 （5ページから続く）
Gitelman 症候群における初回の遺伝カウンセリング

遺伝カウンセラー：「はじめまして遺伝カウンセラーの C です。腎臓内分泌内科の医師 D から依頼がありまして，本日遺伝カウンセリングを行います。よろしくお願いいたします。さて Gitelman 症候群の疑いとのことですが，いかがでしょうか」

Ⅱ-2：「僕は今就職を控えていますが，風邪などで食欲が低下したときによく指先がピリピリしびれたようになるのです。近くのお医者さんにかかったらカリウムが低いと言われました。そうしたらなんだか遺伝がかかわっているとかで心配になって」

Ⅰ-2：「そうなんです。私たち夫婦は，特に大病をしたこともないし，血のつながった人に遺伝の病気は聞いたことがありません。近親婚でもありません。長男，長女も特に今まで病院で何か言われたことはありません。それで遺伝って言われても，よくわかりません」

遺伝カウンセラー：「人間は遺伝物質である DNA で構成されている染色体を細胞の核の中に持っています。細胞は全身 37 兆個あって，原則同じ DNA 構造をしています。それは最初の 1 個である受精卵が DNA を複製（コピー）しながら増えていって最終的に 37 兆個になるからです。染色体には父親由来のものと，母親由来のものがあって，片親由来のものを 1 つのゲノムというため，一人の人間は 1 つの細胞に 2 つのゲノムを持っています。Gitelman 症候群は片親由来の原因のみを持っていても一生発症せず，保因者と呼びます。両親由来の両方に原因を持っていると発症します。いわゆる常染色体劣性遺伝形式を取ります」

Ⅰ-1：「C 先生，私たちどうしは近親婚ではないのに，どうしてですか？」

遺伝カウンセラー：「原因となっている遺伝子は 1 つなのですが，遺伝子の中での場所が違うことが予測されます。保因者どうしがたまたま出会い，そのお子さんは 4 人に 1 人の確率でこの症候群が起こります。まずⅡ-2 の方がはっきりと診断がつくとご家族の方々の保因者情報がわかります」

その後，遺伝学的検査の特徴などが十分に説明され，家族 5 名全員の遺伝学的検査を実施することになった。

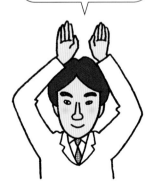

私たちは，
1 つの染色体を父親から
もう 1 つの染色体を母親から
受け継ぎます。

この症例の家系図
（遺伝学的検査の前の情報にもとづく）

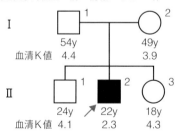

血清 K 値の基準範囲は 3.6-4.8mEq/L

Ⅰ と Ⅱ は世代を表す。
y は years old（年齢）を表す。
男性は□，女性は○で表す
疾患を持つ者（罹患者）は塗りつぶす。
Ⅱ-2 の人は今回のクライエントである。
この図では両親の遺伝学的検査が未実施のため，保因者かどうかはまだ判明していない。

（69ページに続く）

遺伝子について調べよう

遺伝子の塩基配列の標準となるのは，ヒトゲノムプロジェクトで解読された参照配列です。

参照配列のデータベースから，DNA，mRNA，エクソンの塩基配列を入手してみましょう。また，患者さんの DNA サンプルを PCR にかける際などに必要になるプライマーの設計についても説明します。

**この章
の内容**

2.1 NCBI で *SLC12A3* 遺伝子についての情報を得る

2.2 NCBI で *SLC12A3* 遺伝子の DNA 塩基配列を得る

2.3 NCBI で *SLC12A3* 遺伝子の mRNA 塩基配列を得る

2.4 NCBI で *SLC12A3* 遺伝子のエクソンを調べる

2.5 プライマーを設計する

2.1 NCBIで*SLC12A3*遺伝子についての情報を得る

調べたい遺伝子があるときは，NCBIを開きましょう。NCBIは，遺伝子について詳しい情報を得たいときの「玄関」となります。遺伝子のDNA配列，mRNA配列，エクソンについてなどさまざまな情報が得られます。

● NCBI で *SLC12A3* 遺伝子を検索する

NCBI Gene のページを開き，調べたい遺伝子記号を入力しましょう。Gitelman 症候群の原因遺伝子が *SLC12A3* であることは，前章の方法で Web 検索することでわかりました。ここでは，この *SLC12A3* 遺伝子を例に説明します。NCBI Gene のページで，検索窓に「SLCA12A3」と入力して（❶），検索します。

NCBI Gene の検索ページへの入り方は，11 ページを参照してください。

ここを見よ

NCBI Gene への入り方は？
Google や Yahoo で「NCBI Gene」と入力して，検索。詳しくは 11 ページ参照。

NCBI GeneはここがGeneになっている。

❶ SLCA12A3と入力。

❷ クリックして検索。

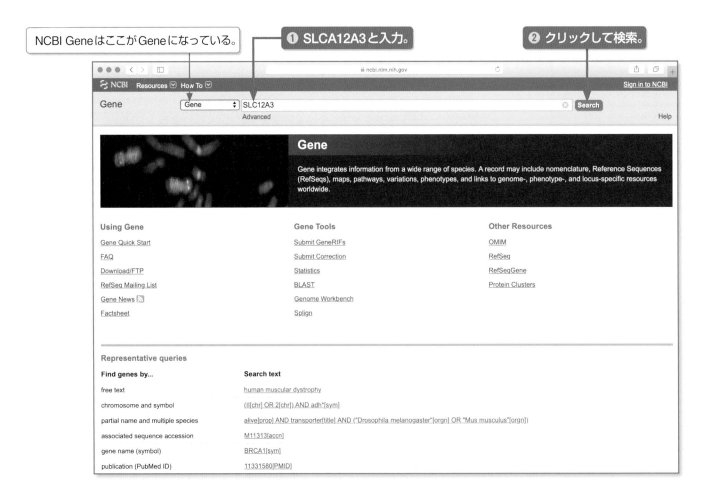

　いろいろな生物種にわたるこの遺伝子のリストが出てきます（❸）。その中からヒト
遺伝子である「SLC12A3」を見つけてクリックしましょう（❹）。

❸ 検索結果。遺伝子がリストアップされてくる。

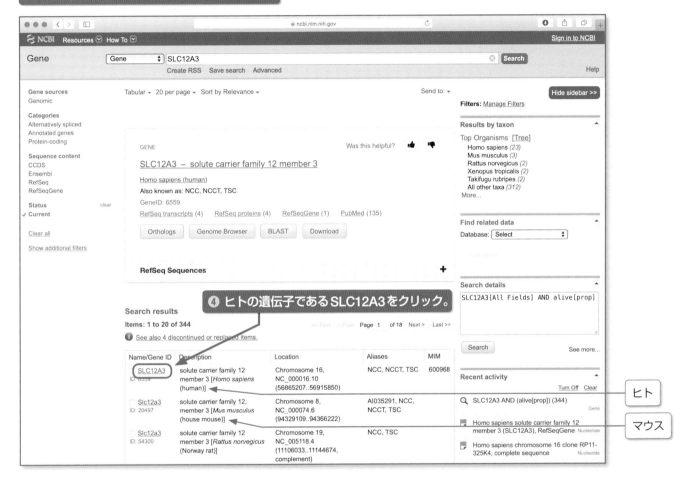

私のオススメ

ヒトの遺伝子が一番上に出てくることが多い

　ヒトの学名は *Homo sapiens* なので，これで種
を見分けられます。多くの場合，ヒト遺伝子が一番上
に出てきます。

　一般によく知られた遺伝子名が，右のメモに示した
表記ルールに則っていない場合，画面右手の Aliases
（別名という意味）の欄を見てみましょう。

| メモ | 遺伝子記号のルール |

▶遺伝子記号はアルファベットとアラビア数字のみで表します。
　細かい記載ルールは，生物種によって違いがあります。

ヒト	アルファベットはすべて大文字。
マウス・ラット	アルファベットは頭文字のみ大文字で，残りは小文字。（劣性遺伝のアレルはすべて小文字）。
線虫	小文字 3 文字と数字
ショウジョウバエ	最初の変異体が優性遺伝のときは頭文字のみ大文字で残りは小文字。劣性遺伝のときは，すべて小文字。

● *SLC12A3* 遺伝子の「玄関」が開く

SLA12A3 遺伝子のページが開きます（❺）。さあ，ここが *SLA12A3* 遺伝子の情報への入り口です。画面をスクロールしていくと，この遺伝子に関するいろいろな情報が入手できます。さまざまな情報への扉（データベース）もリンクされています。自分が必要とする情報にどのようにすればたどりつけるのか，最初はとまどうかもしれませんが，やり方を覚えれば簡単です。

サイドバー。ここでクリックすれば，スクロールしなくても，直接その位置まで飛べます。

❺ *SLA12A3* 遺伝子のページが開く。

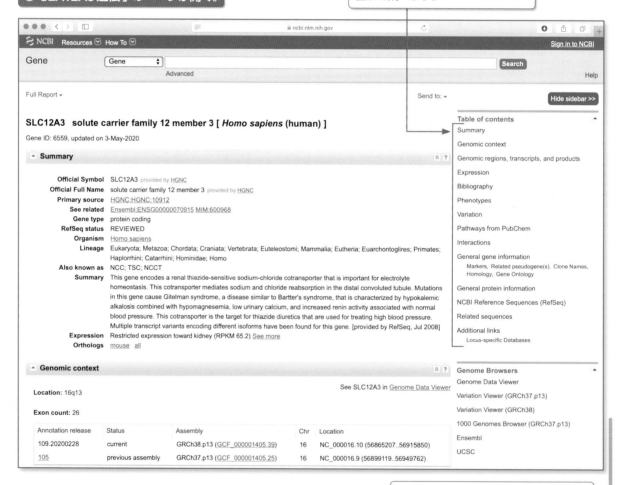

スクロールすると，さらにいろいろな情報を見ることができる。

スクロール

　スクロールして，ちょっと見てみましょう。Genomic context には，この遺伝子（赤矢印）が，どの染色体のどこに位置しているかを図示しています。灰色矢印は近くにある他の遺伝子です。

　その下の Genomic regions, transcripts, and products には，エクソン–イントロン構造のイメージ図が示されています。

おっと気をつけよう

　遺伝子の転写の向きの図（赤い矢印）と，エクソン–イントロン構造の図（緑色）は，向きが連動していませんので，注意すること。緑色のエクソン–イントロン構造の図は常に，最初のエクソンが左側です。一方，転写の向きの赤色の矢印は，この

（下に続く）

❻ スクロールすると，遺伝子の位置やmRNA構造（エクソンの位置）などが確認できる。

この遺伝子の説明のバージョン情報。109が現行最新版ということ。

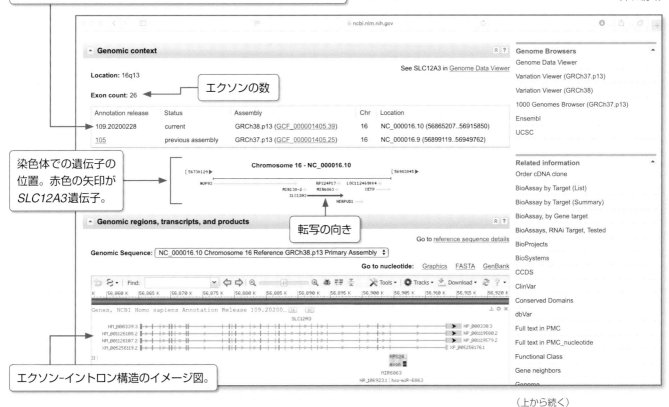

染色体での遺伝子の位置。赤色の矢印が *SLC12A3* 遺伝子。

エクソンの数

転写の向き

エクソン–イントロン構造のイメージ図。

（上から続く）

遺伝子のように，右向き（エクソン–イントロン構造と同じ向き）のときもあれば，左向きのときもあります。

拡大図

代表的なmRMAでのエクソン–イントロン構造

左側が最初のエクソン

右側が最後のエクソン

2行目以下は，転写のバリエーション。つまり，転写産物（mRNA）や翻訳産物（タンパク質）に少しずつ違いが見られる例。この図を拡大して見ると，それぞれの違いが現れる。

2.2 NCBIで*SLC12A3*遺伝子のDNA塩基配列を得る

NCBI Reference Sequence（RefSeq）（参照配列）の Genomic から DNA 配列を入手します。FASTA をクリックすれば，塩基配列が表示されます。

● *SLC12A3* 遺伝子の DNA 配列を得る

SLC12A3 遺伝子を例に，遺伝子の DNA 塩基配列を入手してみましょう。NCBI の *SLC12A3* 遺伝子のトップページを開き（❶），下へスクロールして，NCBI Reference Sequences（RefSeq）（参照配列）のところにまでやってきます（トップページのサイドバーで RefSeq をクリックしても OK）。

NCBI Reference Sequences（RefSeq）のところにきたら（❷），Genomic（ゲノム）の見出し（❸）の下にある <u>FASTA</u> をクリックしましょう（❹）。*SLC12A3* 遺伝子の DNA の塩基配列（参照配列）のページ（❺）が開きます。

ここを見よ

このページへの入り方は？
38〜40ページ参照。

❶ *SLA12A3*遺伝子のページを開いて，ずっと下のほうへスクロール。

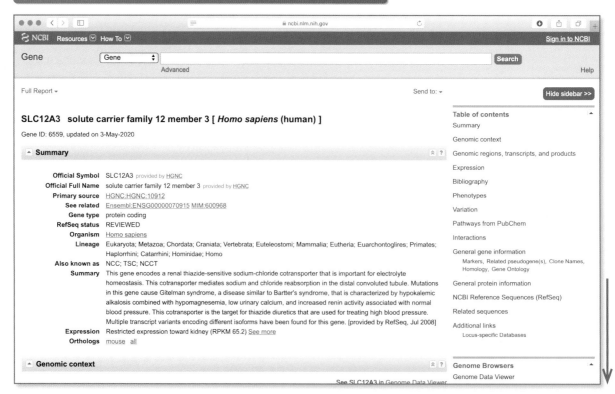

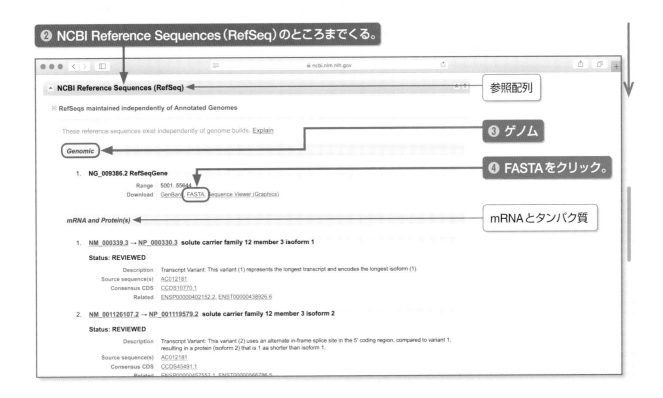

❷ NCBI Reference Sequences (RefSeq) のところまでくる。

NCBI Reference Sequences (RefSeq)　　　参照配列

⊟ RefSeqs maintained independently of Annotated Genomes

These reference sequences exist independently of genome builds. Explain

❸ ゲノム

Genomic

❹ FASTAをクリック。

1. NG_009386.2 RefSeqGene

Range 5001..55644
Download GenBank, FASTA, Sequence Viewer (Graphics)

mRNA and Protein(s)　　　mRNAとタンパク質

1. NM_000339.3 → NP_000330.3 solute carrier family 12 member 3 isoform 1

Status: REVIEWED

Description Transcript Variant: This variant (1) represents the longest transcript and encodes the longest isoform (1).
Source sequence(s) AC012181
Consensus CDS CCDS10770.1
Related ENSP00000402152.2, ENST00000438926.6

2. NM_001126107.2 → NP_001119579.2 solute carrier family 12 member 3 isoform 2

Status: REVIEWED

Description Transcript Variant: This variant (2) uses an alternate in-frame splice site in the 5' coding region, compared to variant 1, resulting in a protein (isoform 2) that is 1 aa shorter than isoform 1.
Source sequence(s) AC012181
Consensus CDS CCDS45491.1
Related ENSP00000457552.1, ENST00000566786.5

　DNA の塩基配列のページが開きました（❺）。スクロールしてみるとわかりますが，塩基配列がずーっと並んでいます。これが，*SLC12A3* 遺伝子の参照配列です!!

❺ *SLC12A3* 遺伝子の DNA 塩基配列のページが開きます。

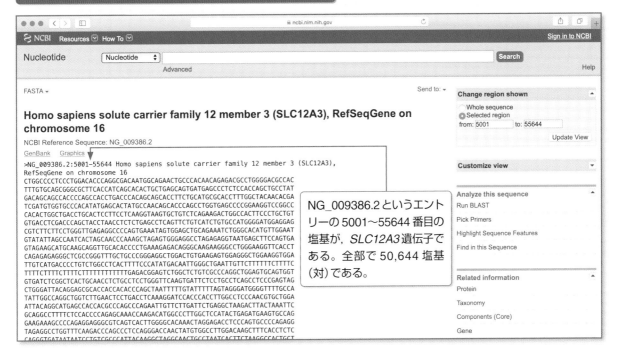

Nucleotide　Nucleotide ▾　　　　　　　Search

Advanced　　　　　　　　　　　　　　　Help

FASTA ▾　　　　　　　　　　　Send to: ▾

Homo sapiens solute carrier family 12 member 3 (SLC12A3), RefSeqGene on chromosome 16

NCBI Reference Sequence: NG_009386.2

GenBank　Graphics

>NG_009386.2:5001-55644 Homo sapiens solute carrier family 12 member 3 (SLC12A3), RefSeqGene on chromosome 16

CTGGCCCCTCCCTGGACACCCAGGCGACAATGGCAGAACTGCCCACAACAGAGACGCCTGGGGACGCCAC
TTTGTGCAGCGGGCGCTTCACCATCAGCACACTGCTGAGCAGTGATGAGCCCTCTCCACCAGCTGCCTAT
GACAGCAGCCACCCCAGCCACCTGACCCACAGCAGCACCTTCTGCATGCGCACCTTTGGCTACAACACGA
TCGATGTGGTGCCCACATATGAGCACTATGCCAACAGCACCCAGCCTGGTGAGCCCCGGAAGGTCCGGCC
CACACTGGCTGACCTGCACTCCTTCCTCAAGGTAAGTGCTGTCTCAGAAGACTGGCCACTTCCCTGCTGT
GTGACCTCGACCCAGCTACCTAACCTCTCTGAGCCTCAGTTCTGTCATCTGTGCCATGGGGATGGAGGAG
CGTCTTCTTCCTGGGTTGAGAGGCCCCAGTGAAATAGTGGAGCTGCAGAAATCTGGGCACATGTTGGAAT
GTATATTAGCCAATCACTAGCAACCCAAAGCTAGAGTGGGAGGCCTAGAGAGGTAATGAGCTTCCAGTGA
GTAGAAGCATGCAAGCAGGTTGCACACCCCTGAAAGAGACAGGGCAAGAAGGGTTCACCT
CAGAGAGAGGGCTCGCCGGGTTTGCTGCCCGGGAGGCTGGACTGTGAAGAGTGGAGGGCTGGAAGGTGGA
TTGTCATGACCCCTGTCTGGCCTCACTTTTCCCATATGACAATTGGGCTGAATTGTTCTTTTTTCTTTTC
TTTTCTTTTCTTTTCTTTTTTTTTTGAGACGGAGTCTGGCTCTGTCGCCCAGGCTGGAGTGCAGTGGT
GTGATCTCGGCTCACTGCAACCTCTGCCTCCTGGGTTCAAGTGATTCTCCTGCCTCAGCCTCCCGAGTAG
CTGGGATTACAGGAGCGCACCACCACACCCAGCCTAATTTTTGTATTTTTAGTAGGGATGGGGTTTTGCCA
TATTGGCCAGGCTGGTCTTGAACTCCTGACCTCAAAGGATCCACCCACCTTGGCCTCCCAACGTGCTGGA
ATTACAGGCATGAGCCACCACGCCCAGCCCAGAATTGTTCTTGATTCTGAGGCTAAGACTTACTAAATTC
GCAGGCCTTTCTCCACCCCAGAGCAAACCAAGACATGGCCCTTGGCTCCATACTGAGATGAAGTGCCAG
GAAGAAAGCCCCAGAGGAGGGCGTCAGTCACTTGGGGCACAAACTAGGAGACCTCCCAGTGCCCCAGAGG
TAGAGGCCTGGTTTCAAGACCCAGCCCTCCAGGGACCAACTATGTGGCCTTGGACAAGCTTTCACCTCTC
CAGGGTGATATAATAATCCTGTCGCCCATTACAAGGCTAGGCAACTGCCTAATCAACTTCTAAGGCCACTGCT

NG_009386.2というエントリーの 5001〜55644 番目の塩基が，*SLC12A3* 遺伝子である。全部で 50,644 塩基（対）である。

Change region shown
Whole sequence
Selected region
from: 5001　to: 55644
Update View

Customize view

Analyze this sequence
Run BLAST
Pick Primers
Highlight Sequence Features
Find in this Sequence

Related information
Protein
Taxonomy
Components (Core)
Gene

● *SLC12A3*遺伝子のDNA配列をダウンロードする

*SLC12A3*遺伝子のDNA塩基配列を自分のコンピュータにダウンロードしてみましょう。ダウンロードの仕方は，NCBIデータベースで共通です。

まず，Sendをクリックし（❻），ポップアップメニューを開きます。デフォルトではCompleted Recordが選択されていますので，このままにします。次に，その下のFileをクリックして（❼）選択すると，さらにポップアップメニューが開きます。デフォルトでFASTAが選択されているのを確認します（❽）。最後に，Create Fileをクリックすると（❾），ファイルがダウンロードされます（❿）。

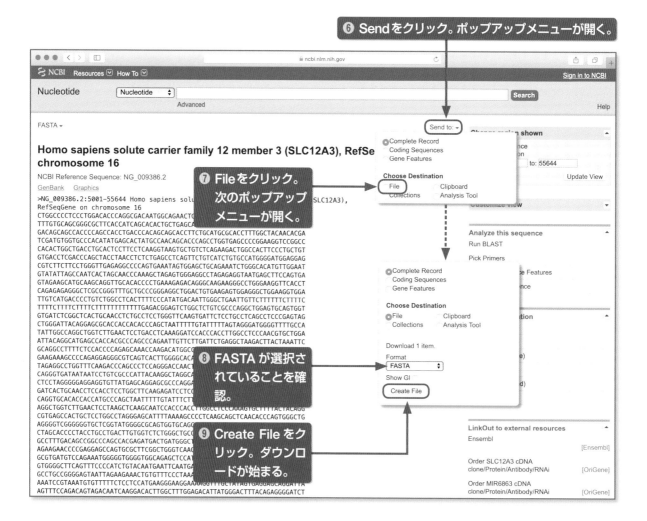

❻ Sendをクリック。ポップアップメニューが開く。

❼ Fileをクリック。次のポップアップメニューが開く。

❽ FASTAが選択されていることを確認。

❾ Create Fileをクリック。ダウンロードが始まる。

おっと気をつけよう

FASTAは「ファスタ」ではなく，「ファストエイ」と発音します。なぜなら，FASTPはProtein（タンパク質），FASTNはNucleotide（核酸），FASTAはそれらを含むAll（すべて）が，それぞれ末尾の文字となっているからです。ちなみにFASTはfast alignment and search toolの略です。

⑩ ダウンロードされたファイルを開く。

```
●●●                    📄 sequence.fasta.txt
▶NG_009386.2:5001-55644 Homo sapiens solute carrier family 12 member 3
(SLC12A3), RefSeqGene on chromosome 16
CTGGCCCCTCCCTGGACACCCAGGCGACAATGGCAGAACTGCCCACAACAGAGACGCCTGGGGACGCCAC
TTTGTGCAGCGGGCGCTTCACCATCAGCACACTGCTGAGCAGTGATGAGCCCTCTCCACCAGCTGCCTAT
GACAGCAGCCACCCCAGCCACCTGACCCACAGCAGCACCTTCTGCATGCGCACCTTTGGCTACAACACGA
TCGATGTGGTGCCCACATATGAGCACTATGCCAACAGCACCCAGCCTGGTGAGCCCCGGAAGGTCCGGCC
CACACTGGCTGACCTGCACTCCTTCCTCAAGGTAAGTGCTGTCTCAGAAGACTGGCCACTTCCCTGCTGT
GTGACCTCGACCCAGCTACCTAACCTCTCTGAGCCTCAGTTCTGTCATCTGTGCCATGGGGATGGAGGAG
CGTCTTCTTCCTGGGTTGAGAGGCCCCAGTGAAATAGTGGAGCTGCAGAAATCTGGGCACATGTTGGAAT
GTATATTAGCCAATCACTAGCAACCCAAAGCTAGAGTGGGAGGCCTAGAGAGGTAATGAGCTTCCAGTGA
GTAGAAGCATGCAAGCAGGTTGCACACCCCTGAAAGAGACAGGGCAAGAAGGGCCTGGGAAGGTTCACCT
CAGAGAGAGGGCTCGCCGGGTTTGCTGCCCGGGAGGCTGGACTGTGAAGAGTGGAGGGCTGGAAGGTGGA
TTGTCATGACCCCTGTCTGGCCTCACTTTTCCCATATGACAATTGGGCTGAATTGTTCTTTTTTCTTTTC
TTTTCTTTTCTTTTCTTTTTTTTTTTTTGAGACGGAGTCTGGCTCTGTCGCCCAGGCTGGAGTGCAGTGGT
GTGATCTCGGCTCACTGCAACCTCTGCCTCCTGGGTTCAAGTGATTCTCCTGCCTCAGCCTCCCGAGTAG
CTGGGATTACAGGAGCGCACCACCACACCCAGCTAATTTTTGTATTTTTAGTAGGGATGGGGTTTTGCCA
TATTGGCCAGGCTGGTCTTGAACTCCTGACCTCAAAGGATCCACCCACCTTGGCCTCCCAACGTGCTGGA
ATTACAGGCATGAGCCACCACGCCCAGCCCAGAATTGTTCTTGATTCTGAGGCTAAGACTTACTAAATTC
GCAGGCCTTTTCTCCACCCCAGAGCAAACCAAGACATGGCCCTTGGCTCCATACTGAGATGAAGTGCCAG
GAAGAAAGCCCCAGAGGAGGGCGTCAGTCACTTGGGGCACAAACTAGGAGACCTCCCAGTGCCCCAGAGG
TAGAGGCCTGGTTTCAAGACCCAGCCCTCCAGGGACCAACTATGTGGCCTTGGACAAGCTTTCACCTCTC
CAGGGTGATAATAATCCTGTCGCCCATTACAAGGCTAGGCAACTGCCTAATCACTTCTAAGGCCACTGCT
CTCCTAGGGGGAGGAGGTGTTATGAGCAGGACGGCCCAGGACTCCCAGTCTCCCATGGCATCTGATCTTG
GATCACTGCAACCTCCACCTCCTGGCTTCAAGAGATCCTCCTATGTCAGCCTCCTGAGTAGCTGGGACCA
CAGGTGCACACCACCATGCCCAGCTAATTTTTGTATTTCTTAGTAGAGACAGGGTTTTACCTTGTTGCCC
AGGCTGGTCTTGAACTCCTAAGCTCAAGCAATCCACCCACCTTGGCCTCCCAAAGTGCTTTTACTACAGG
CGTGAGCCACTGCTCCTGGCCTAGGGAGCATTTTAAAAGCCCCTCAAGCAGCTCAACACCCAGTGGGCTG
AGGGGTCGGGGGGTGCTCGGTATGGGGCGCAGTGGTGCAGGTCAGTGGGCTGGATGCAGAGACGCCGTCC
CTAGCACCCCTACCTGCCTGACTTGTGGTCTCTGGGCTGCCAGCAGGAAGGCAGACACCTGCATGCCCTG
GCCTTTGACAGCCGGCCCAGCCACGAGATGACTGATGGGCTGGTGGAGGGGCGAGGCAGGCACCAGCAGCG
```

メモ **遺伝子の構造を模式的に表すと……**

Gitelman 症候群の遺伝子を例にして，遺伝子の構造の一部を模式図にして説明します。黒い太線はエクソン以外です。第1エクソンを赤の箱で，第2エクソンを緑の箱で示しました。赤と緑の箱の間がイントロンです。塩基対（bp：base pair）の数を表すルーラーを表示するとき，通常，転写開始点あるいは翻訳開始点を1とします。

遺伝子の最初の端と最後の端には，転写はされるがタンパク質には翻訳されない余分な配列があります。これを非翻訳領域といいます（ここでは，第1エクソンの転写開始点と翻訳開始点の間）。したがって，54～55 ページに示した GenBank の画面の「CDS（コード領域＝翻訳領域）」は，mRNA の配列から 5′非翻訳領域と 3′非翻訳領域の配列を除いたものになります。

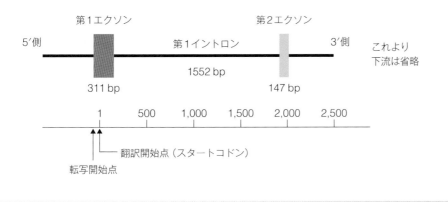

┃ メモ ┃ 塩基配列を Word に貼り付けて，改行マークを削除

ダウンロードしたファイルの使い方はいろいろありますが，ここでは，慣れている Word の書類に貼り付けてみました（⑪）。

文末の改行マーク（段落記号）を削除したいときは，Word の検索機能を使うと便利です。検索対象に「段落記号」を選び，置換後の文列に何も入れず，置換を行えば，改行マークが削除されます。

⑪ 塩基配列をWordに貼り付ける（コピー＆ペースト）。

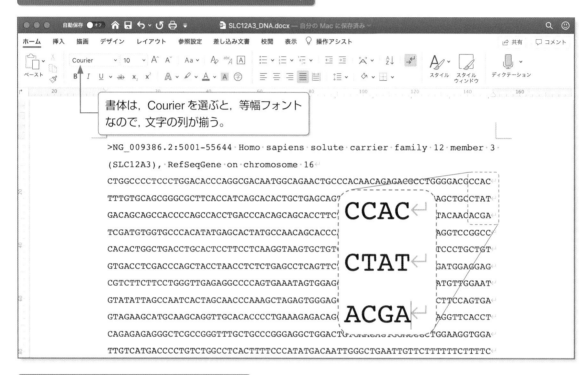

⑫ 「編集」の中の「高度な検索」をクリック。

⑬ 置換をクリック。

⑭ クリック。下のポップアップメニューを開く。

⑮ あいまい検索のチェックボックスをオフにする。

⑯ 検索対象にカーソルを置いた状態で，特別をクリックして，段落記号を選択すると，この文字が入力される。

⑰ 何も入力しない（空白があったら削除）。

⑱ すべて置換をクリックすれば，改行マーク（段落記号）がすべて削除される。

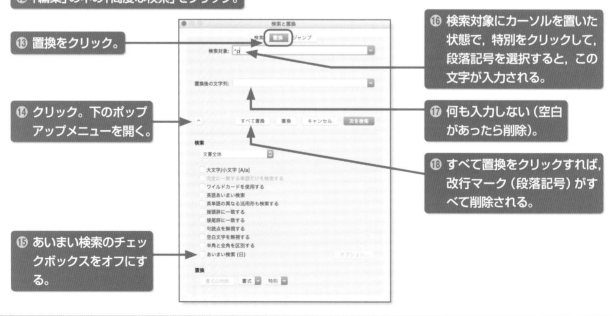

コラム DNAやmRNAを調べるわけは？

　DNAは生命の設計図であり，その情報をもとに転写によりメッセンジャーRNA（mRNA）が作られ，さらにその情報をもとに翻訳によりタンパク質が作られます。これら3つの物質を解析する意義はそれぞれに異なります。

　DNAの塩基配列はヒトゲノムプロジェクトによって解読されたわけですが，一つ一つの遺伝子がどの染色体のどの位置に存在しているか，大まかにどんな塩基配列なのかが判明しているだけです。人間は一人一人少しずつゲノムの塩基配列が異なるバリアントを持っています。このバリアントについては，現在もどんどん新しいデータが蓄積されている状態です。そのため，個人のDNAの塩基配列を調べる意義は，個人のバリアントを解析し，それが疾患や個人差に関係しているか検出することが大きな目的となっています。

　mRNAを調べる意義は，おもに2つあります。1つはmRNA配列を解析することにより，スプライシングによるバリアントを検出でき，DNAの塩基配列を調べるよりも確実なケースでその適用があります。もう1つはmRNAの発現を調べることで，転写によってその組織にどれくらいmRNAが発現しているかを調べ，組織特異的なタンパク質産生を裏付けることです。

　最後にタンパク質を解析する意義は，タンパク質は人間の体の主要な構成成分であり，ホルモンや酵素のような生理活性物質であるので，その解析は生命活動を知ることに直結します（ただし循環血液中で，あるタンパク質を測定しても，どの組織で産生されたかはわかりません）。

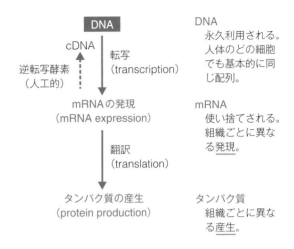

DNA
永久利用される。人体のどの細胞でも基本的に同じ配列。

mRNA
使い捨てされる。組織ごとに異なる発現。

タンパク質
組織ごとに異なる産生。

　NCBIなどのWebサイトで，ある遺伝子のmRNAやタンパク質を調べると，複数の配列が登録されていることが少なくありません。49ページのメモでもふれましたが，これは，個人差というよりも一人の体の中で組織によって転写開始点やスプライシングが起こる箇所が異なっていることがあることを意味します。それに対してDNAの塩基配列を調べることは，疾患に関連する個人差を調べるという意義が大きいのです。DNAは生命の設計図というだけあって，基本的に一人の人の体の中のすべての細胞に共通であるとみなせ，子孫に遺伝する可能性があるということが，大きな意味を持っているのです。

2.3 NCBIで*SLC12A3*遺伝子のmRNA塩基配列を得る

NCBI Reference Sequences (RefSeq)（参照配列）の mRNA and Protein (s) から mRNA 配列のページを開きます。mRNA のページで FASTA をクリックすれば，塩基配列が表示されます。

● *SLC12A3* 遺伝子の mRNA 配列を得る

SLC12A3 遺伝子のメッセンジャー RNA（mRNA）の塩基配列を入手してみましょう。42 ページで DNA 配列を入手したときと同じように，NCBI の *SLC12A3* 遺伝子のページを開き，下のほうにスクロールして，NCBI Reference Sequences (RefSeq)（参照配列）のところまでやってきます（❶）。mRNA and Protein(s) の見出し（❷）の下に，「NM_」で始まる番号で表された mRMA が並んでいます。1 番最初に並んでいる mRNA をクリックしましょう（❸）。

📖 **ここを見よ**

このページへの入り方は？
38〜40 ページ参照。

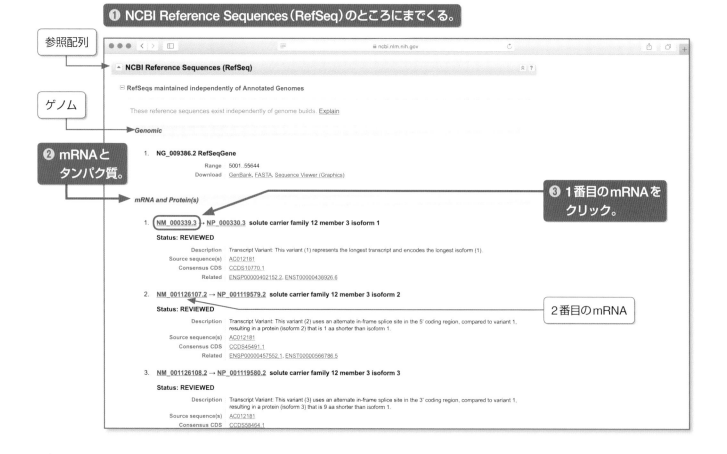

mRNAのページが開きます（❹）。ここには，このmRNAについての説明，文献情報などが並んでいます。FASTAをクリックすると（❺），このmRNAの塩基配列のページが開きます。

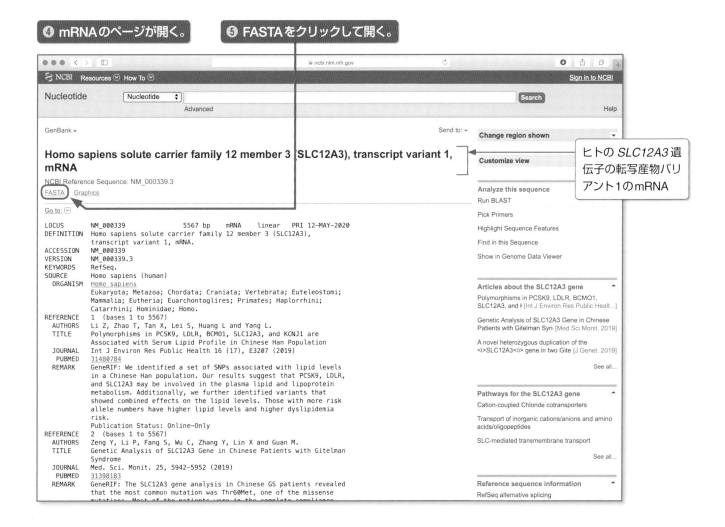

メモ | **mRNAはなぜいくつもある？**

DNAの転写により，mRNAが生じます。1つの遺伝子（DNA塩基配列）から作られるmRNAは1種類だけ，とは限りません。

　たとえば，mRNAが作られる過程では，遺伝子からイントロンが切り出されてエクソンが連結されます。この過程をスプライシングといいます。このときに，エクソンの連結のされ方が一通りではないのです。飛ばされてしまうエクソンもあるのです。

　連結されるエクソンが一通りではないことを選択的スプライシング（alternative splicing）といいます。これによって生じるいろいろなmRNAを転写産物バリアント（transcript variant），それから生じるいろいろなタンパク質をアイソフォーム（isoform）と呼びます。

　RefSeqではたいてい，1番代表的で1番長い転写産物バリアントが，1番上位に表示されています。

私のオススメ

**重要なものが
上位にくる！**

1番上位に，1番代表的なものがある！ たいていね。

mRNAの塩基配列のページが開きます（**❻**）。ところで，ここでmRNAの塩基配列として並んでいるのはAGTCの4文字ですね。mRNAならば，チミン（T）の代わりにウラシル（U）が使われるので，AGUCの4文字のはずですね。ところが，おっとどっこい，データベースでは，mRNAの塩基配列はDNAの塩基に置き換えて記載されているのです。そのほうが便利だからです。たとえばDNAとmRNAやエクソンの塩基配列を比較したりするときにはこのほうが便利です（56ページ）。

❻ mRNAの塩基配列のページが開く。

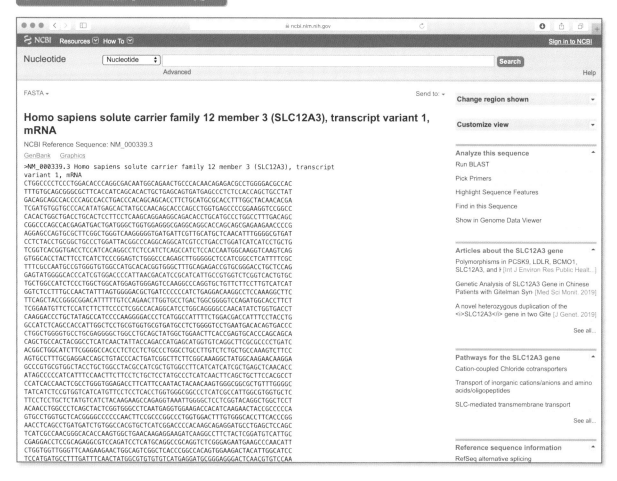

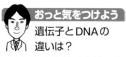

おっと気をつけよう

遺伝子とDNAの違いは？

遺伝子は情報（広義の意味）。DNAは物質（分子）です。ただし，遺伝子には○○遺伝子のように，固有名詞のような使い方もあります（狭義の意味）。

● *SLC12A3* 遺伝子の mRNA 配列をダウンロードする

　mRNA 塩基配列を自分のコンピュータにダウンロードしてみましょう。Send をクリックし（❼），ポップアップメニューを開きます。デフォルトでは Complete Record が選択されていますので，このままにします。次に，その下の File をクリックして選択すると，さらにポップアップメニューが開きます（❽）。デフォルトで FASTA が選択されているのを確認します（❾）。最後に，Create File をクリックすると（❿），ファイルがダウンロードされます（⓫）。

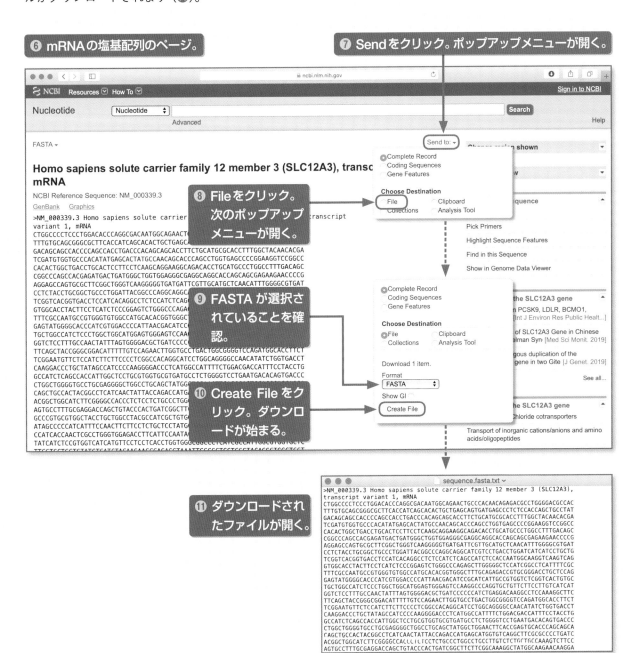

NCBIで*SLC12A3*遺伝子のエクソンを調べる

NCBI Gene で*SLC12A3*遺伝子のページを開きます。画面をスクロールして NCBI Reference Sequences (RefSeq)（参照配列）のところにまでくると，DNA 塩基配列へのリンクがあります。GenBankをクリックすれば，エクソンに関する情報が得られます。

● *SLC12A3* 遺伝子の GenBank のページを見る

SLC12A3 遺伝子のエクソンに関する情報を入手してみましょう。

NCBI の *SLC12A3* 遺伝子のページを開き（38〜40 ページ），下にスクロールして，NCBI Reference Sequences (RefSeq) のところにきたら（❶），Genomic（ゲノム）の見出しの下にある GenBank をクリックしましょう（❷）。GenBank には，DNA 塩基配列について注釈の付いた情報が収められています。

📖 **ここを見よ**

このページへの入り方は？
38〜40 ページ参照。

❶ NCBI Reference Sequences (RefSeq)のところにまでスクロール。

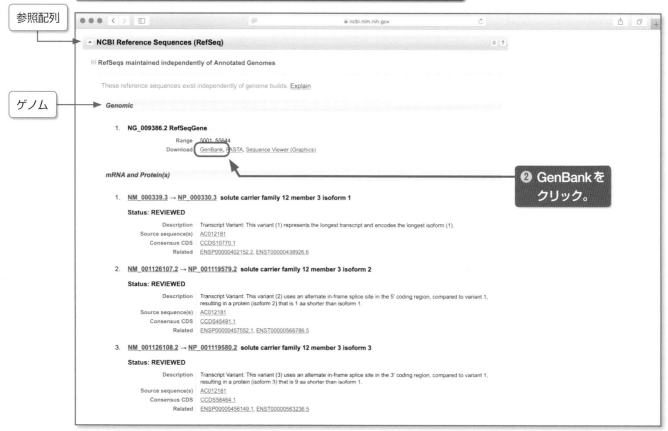

参照配列

ゲノム

❷ **GenBank を**
クリック。

　SLC12A3 遺伝子の DNA 塩基配列に関するページが開いたら（**❸**），画面を下のほうにスクロールします（**❹**）。FEATURES の見出しの下に，mRNA の配列やエクソンに関する情報が書いてあります（54 ページへ続く）。

❸ *SLC12A3*遺伝子のDNA塩基配列に関するページが開く。

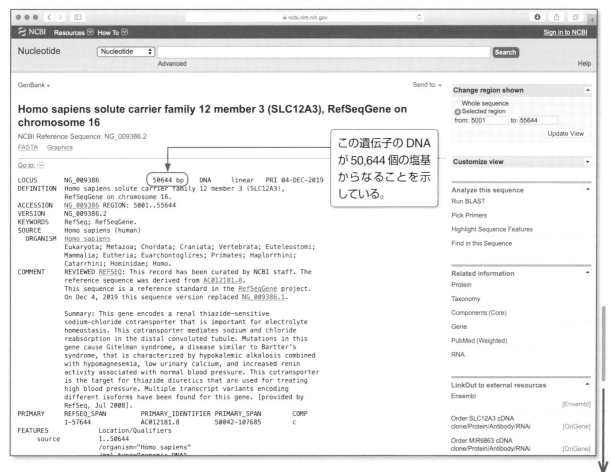

　この遺伝子の DNA が 50,644 個の塩基からなることを示している。

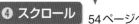

❹ スクロール　54ページへ

● *SLC12A3* 遺伝子のエクソンの情報を見る

　　FEATURES の見出しの下に（**❺**），各エクソンに関する情報が書かれています。エクソンは，この遺伝子の DNA 塩基配列の何番目から何番目までの塩基に相当するという数字で示されています。

　　mRNA の次に記載されている exon（エクソン）が，最初のエクソンですが（**❻**），「1..311」とあるので，この遺伝子の 1 番目から 311 番目までの塩基に位置していることがわかります。画面を下にスクロールしていくと（**❼**），第 2 エクソン以降について順次記載されています（**❽**）。（ここでは，mRNA の開始点を 1 としている）

❹ スクロール

❺ FEATURESの見出しのところまでくる。

❻ エクソン（exon）を見る。

mRNA

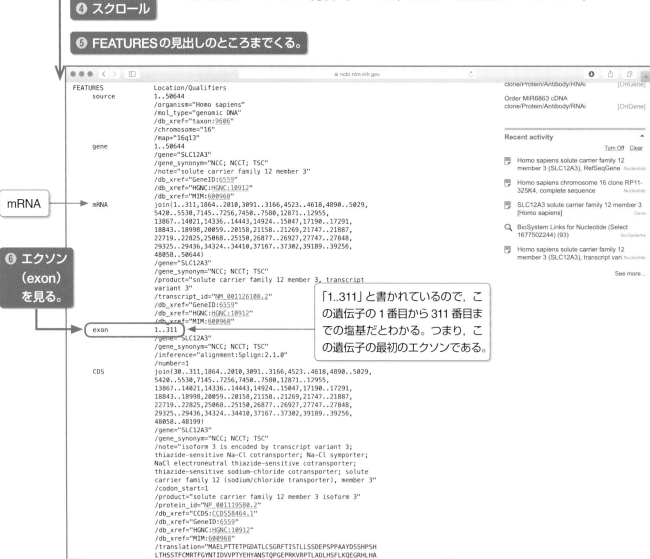

「1..311」と書かれているので，この遺伝子の 1 番目から 311 番目までの塩基だとわかる。つまり，この遺伝子の最初のエクソンである。

CDS には（❾），この遺伝子のコード領域が示されています。表記方法は mRNA と同様で，「30..311,1864..2010,3091..3166」といったように示されています。CDS とは，コード配列（coding sequence）という意味で，タンパク質に翻訳される領域，つまり翻訳領域のことです（45 ページのメモ参照）。

mRNA と CDS の違いは，最初のエクソンに含まれている非翻訳領域（この遺伝子では 1〜29 番目の塩基）と，最後のエクソンに含まれている非翻訳領域（48200〜50644 番目の塩基）が CDS には含まれないことです。

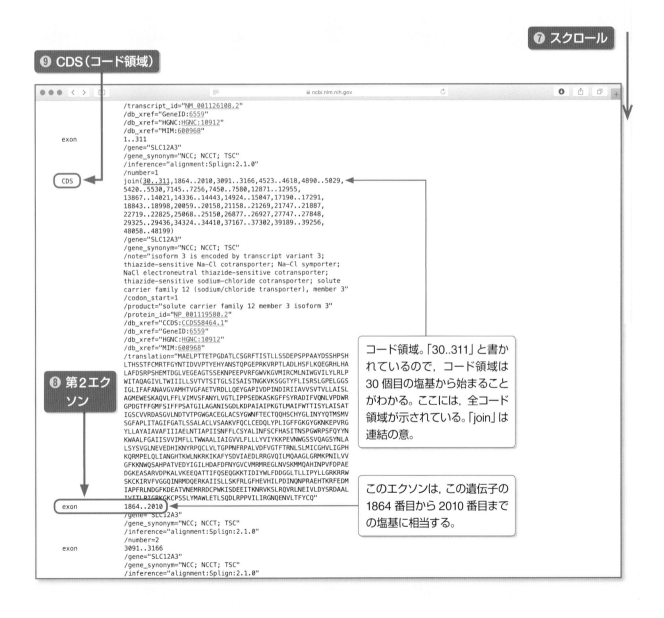

❼ スクロール

❾ CDS（コード領域）

❽ 第2エクソン

コード領域。「30..311」と書かれているので，コード領域は 30 個目の塩基から始まることがわかる。ここには，全コード領域が示されている。「join」は連結の意。

このエクソンは，この遺伝子の 1864 番目から 2010 番目までの塩基に相当する。

● 演習：*SLC12A3* 遺伝子のエクソンを確認しよう

　DNA 塩基配列を Word の書類に貼り付けて（コピー＆ペースト），エクソンを色分けしてみましょう。こうしておくと，塩基配列をもとにプライマーを作るときなどに便利です。

　ここでは，*SLC12A3* 遺伝子の DNA 塩基配列をダウンロードし（42 および 46 ページ参照），Word の書類に貼り付けました。そして，第 1 エクソンを赤色に，第 2 エクソンを緑色にした結果を示します。エクソンの位置は，エキソンの位置を示す塩基数をもとに判断しました。

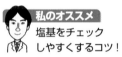

私のオススメ

塩基をチェックしやすくするコツ！

▶塩基を数えやすくする！

塩基を数えるとき，1 行に 10 の倍数個の塩基を収めるようにすると，チェックしやすいです。Word 書類で，1 行の文字数を変更する際に，文末の改行マークを削除したいときは，46 ページを参照してください。

▶イントロンには GT-AG ルールがある。

イントロンの端の配列はたいていの場合，「GT」の配列で始まり，「AG」の配列で終わります。これを「GT-AG」ルールと言います。このことを知っていれば，エクソン-イントロン境界を読み間違えることはまずありません。

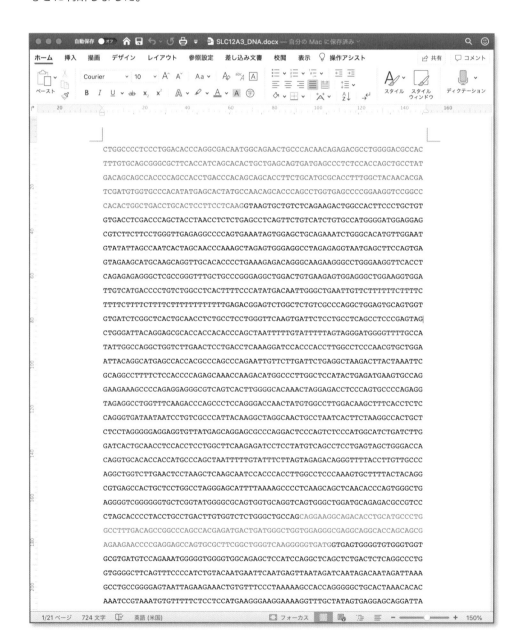

コラム 遺伝子のエクソン-イントロン構造は何のために調べる？

ヒトの DNA, mRNA, タンパク質（アミノ酸）の標準的な配列はすでにわかっており, NCBI のデータベースに登録されています。それを参照（レファレンス）配列と言います。41 ページに示したように, NCBI のデータベース内に遺伝子の塩基配列とともにエクソン（exon）とイントロン（intron）の位置を表す図があります。また DNA 参照配列と mRNA 参照配列を比較し観察することによってもエクソン-イントロン構造はわかります。

エクソン-イントロン構造をなぜ知りたいのかは, 遺伝学的検査でどの解析方法を選択するか, 見出したバリアントをどう解釈するかに大きく関係しているからです。患者さんが疾患の原因になっているようなバリアントを持っているかどうかを見つけるためには, 主にエクソン領域を調べる必要があります。そこでエクソンごとに PCR 増幅を行うためにはエクソンの両隣のイントロン内にプライマーを設定することになります（プライマーは, 増幅する場所を指定するために使われます。58 ページに解説）。ただし PCR を行うにもあまりに長いエクソンでは増幅しないの

で, その場合, 2 つ以上の PCR 産物になるように分割し, しかもそれぞれの PCR 産物がある程度重なるようにして, 取りこぼしのないようにする必要があります。プライマー設計にはいくつかのコツがあり, その際に設計領域の配列情報は必須なのです。

もし被験者に意味のありそうなバリアントを見出した場合, それがエクソンに存在するか, イントロンに存在するのかは大きな違いがあります。特にエクソンに存在し, アミノ酸構造に影響を与え, タンパク質機能に影響があるような場合は疾患の原因になることがあるからです。バリアントの位置情報を把握することはきわめて重要なことなのです。

また, エクソン-イントロン境界構造に影響を与えるようなバリアントが見つかったときには, エクソンが抜け落ちるようなエクソンスキッピング（exon skipping）が起こるか, イントロン部がそのまま転写時に読まれ, エクソンが長く延長するといったことが起こっている可能性があります。

2.5 プライマーを設計する

DNA サンプルを PCR にかけたり，ダイレクトシークエンシングを行うときには，その都度プライマーを用意しなければなりません。エクソンを増幅するときには，その外側にあるイントロン部分の配列にプライマーを設計します。

● プライマーを設計するときのオキテ

遺伝子を解析や実験に用いるときには，DNA 分子の量を増やすこと（増幅）が通常必要になります。この増幅には，PCR（ポリメラーゼ連鎖反応）という反応が用いられます。DNA 分子は長いので，通常は，必要な領域のみを増幅します。そこで，増幅反応を行わせる領域に目印をつけることが必要になります。

DNA 分子に目印をつけるには，プライマーというものを使います。プライマーは，オリゴヌクレオチドと呼ばれる分子です。増幅反応を開始したい箇所の DNA の塩基配列（22〜30 塩基程度）を"模倣"させた分子のことです。ただし二本鎖ではなく，一本鎖です。

プライマーは，新しく遺伝子を解析するたびに用意します。プライマーの用意には，① 22〜30 塩基程度の長さの配列を指定する（これを「設計する」という），② 業者に発注して，この塩基配列のオリゴヌクレオチド分子を作ってもらう，という作業を行います。

DNA 分子のどこを増幅するかは，解析や実験の目的によって異なりますが，ここでは，患者さんの遺伝子に病因となるバリアントがないかどうか調べる目的で，遺伝子のエクソンを増幅する方法を解説します。

メモ

**プライマー設計の
ソフトウエアもある**
無料で使えるプライマー設計ソフトウェアも開発されており，多くの人が利用しています。代表的なものに，Primer-BLAST と Primer3Plus があります。

ここを見よ
F プライマーと R プライマーについては，61 ページ参照。

PCR プライマーの決め方のオキテ

- 配列解析したい領域はプライマーに含まないようにする（プライマーの間にはさむ）。
- 各プライマーの長さは 22〜30 塩基程度とする。
- GC 含量は 50〜60% 程度とする（多少この範囲をズレても OK）。
- F プライマーと R プライマーは，同程度の長さで同程度の GC 含量とする。
- プライマーの発注時には 5′→3′ の方向で表記する。
- F と R がダイマーを作らないように設定。3′ 側が結合しないように。
- 文献に載っているプライマーはまず疑え。
- 上記条件で作成することが困難な時は F，R ともに複数発注して PCR してみる。
- CAG 反復配列（リピート）を含まないことが望ましいが，含まざるをえない場合もある。

● 演習：*SLC12A3* 遺伝子の第 2 エクソンを増幅するプライマーを設計する

具体的にプライマーを設計してみましょう。*SLC12A3* 遺伝子の第 2 エクソンを PCR で増幅するプライマーを設計してみます。ここでは，手計算で配列の場所を決める方法を紹介します。ソフトウェアで決める方法もありますが，考え方の原理は同じです。

おっと気をつけよう

エクソンを増幅したいときは，プライマーはイントロンに設計します

PCR で増幅した際に，プライマー配列の部分はその配列そのものが増幅されるため，そこにバリアントがあっても，プライマーの配列になってしまい，打ち消されてしまいます。だから，エクソン内には設計しないのです。

プライマーは，エクソンの両側のイントロン部分に設計します！

第 2 エクソンの塩基配列（緑色）に隣接する第 1 イントロンと第 2 イントロンの塩基配列を見ます。58 ページの「プライマーの決め方のオキテ」に従って，どこに設定したらいいか，以下のように決めていきます。けっこう泥臭い方法です。

① 第 2 エクソンのすぐ上の行のイントロン配列を眺めて，リピート配列を含まず，22〜30 個の塩基配列がある場所を探す。

② 22〜30 個の塩基配列を適当に選び，下記のやり方で GC 含量を試算してみる。

$$
\begin{array}{ll}
A & 7 \\
G & 6 \\
C & 9 \\
T & 4
\end{array}
\left.\begin{array}{l} \\ \end{array}\right\}15 \ \Big| \ 11 = 26 \longrightarrow \text{GC 含量は 57.6\%}
$$

15＋11＝26 なので　　15/26＝0.576…なので

③ 上の例のようにすぐ見つかるとは限らず，②を何度か繰り返して，GC 含量が 50〜60％ 程度の場所を見つけ出す。これが，F（フォワード）プライマーとなる。

④ 今度は，R（リバース）プライマーを決めるため，第 2 エクソンのすぐ下の行のイントロン配列を眺めて，②と同じように GC 含量が約 50〜60％ の場所を見つけ出す。GC 含量は，F プライマーのそれになるべく近づける。

$$
\begin{array}{ll}
A & 5 \\
G & 7 \\
C & 10 \\
T & 6
\end{array}
\left.\begin{array}{l} \\ \end{array}\right\}17 \ \Big| \ 11 = 28 \longrightarrow \text{GC 含量は 60.7\%}
$$

17＋11＝28 なので　　17/28＝0.607…なので許容範囲

⑤ F と R のプライマーの塩基数が同程度で，GC 含量も同程度であることを確認する。

5′
```
CGTGAGCCACTGCTCCTGGCCTAGGGAGCATTTTAAAAGCCCCTCAAGCAGCTCAACACCCAGTGGGCTGAGGGGTCGGG
GGGTGCTCGGTATGGGGCGCAGTGGTGCAGGTCAGTGGGCTGGATGCAGAGACGCCGTCCCTAGCACCCCTACCTGCCTG
ACTTGTGGTCTCTGGGCTGCCAGCAGGAAGGCAGACACCTGCATGCCCTGGCCTTTGACAGCCGGCCCAGCCACGAGATG
ACTGATGGGCTGGTGGAGGGCGAGGCAGGCACCAGCAGCGAGAAGAACCCCGAGGAGCCAGTGCGCTTCGGCTGGGTCAA
GGGGGTGATGGTGAGTGGGGTGTGGGTGGTGCGTGATGTCCAGAAATGGGGGTGGGGTGGCAGAGCTCCATCCAGGCTCA
GCTCTGACTCTCAGGCCCTGGTGGGGCTTCAGTTTCCCCATCTGTACAATGAATTCAATGAGTTAATAGATCAATAGACA
ATAGATTAAAGCCTGCCGGGGAGTAATTAGAAGAAACTGTGTTTCCCTAAAAAGCCACCAGGGGGGCTGCACTAAACACAC
```
3′

次に，このプライマーを発注しますが，プライマーは5′→3′の方向に変換して表記しなければならないところが重要です（5′→3′は，5′−>3′のようにも表します）。

① Fプライマーは，Word に貼り付けた DNA 配列をそのまま表記すれば OK です。

② Rプライマーは，Word に貼り付けた DNA 配列を逆向きにし，さらにそれに相補的な塩基配列（A↔T，G↔C）に置換したものを記載します。二重の変換が必要です。

Fプライマー　5′ TCAAGCAGCTCAACACCCAGTGGGCT　3′

おっと気をつけよう
実際にプライマーを注文するときは，塩基配列の方向に注意。

5′
CGTGAGCCACTGCTCCTGGCCTAGGGAGCATTTTAAAAGCCCCTCAAGCAGCTCAACACCCAGTGGGCTGAGGGGTCGGG
GGGTGCTCGGTATGGGGCGCAGTGGTGCAGGTCAGTGGGCTGGATGCAGAGACGCCGTCCCTAGCACCCCTACCTGCCTG
ACTTGTGGTCTCTGGGCTGCCAGCAGGAAGGCAGACACCTGCATGCCCTGGCCTTTGACAGCCGGCCCAGCCACGAGATG
ACTGATGGGCTGGTGGAGGGCGAGGCAGGCACCAGCAGCGAGAAGAACCCCGAGGAGCCAGTGCGCTTCGGCTGGGTCAA
GGGGGTGATGGTGAGTGGGGTGTGGGTGGTGCGTGATGTCCAGAAATGGGGGTGGGGTGGCAGAGCTCCATCCAGGCTCA
GCTCTGACTCTCAGGCCCTGGTGGGGCTTCAGTTTCCCCATCTGTACAATGAATTCAATGAGTTAATAGATCAATAGACA
ATAGATTAAAGCCTGCCGGGGAGTAATTAGAAGAAACTGTGTTTCCCTAAAAAGCCACCAGGGGGCTGCACTAAACACAC
3′

5′ TGGCAGAGCTCCATCCAGGCTCAGCTCT　3′
↓ 逆向きにする
3′ TCTCGACTCGGACCTACCTCGAGACGGT　5′
↓ 相補的配列にする
Rプライマー　5′ AGAGCTGAGCCTGGATGGAGCTCTGCCA　3′

③ プライマーの物質（オリゴヌクレオチド）は，塩基配列を記入した発注書を用意すれば，受託業者が合成して送付してくれます。発注書に書き込んだ例を示します。

プライマーの発注例

No	名称	配列	合成スケール	精製グレード	5′末端修飾	3′末端修飾	塩基数	濃度選択
No	プライマー記入例	**ACGTACGTACGT**	0.05	脱塩	FAM	TAMRA	12	50
1	SLC12A3_exon2_F	**TCAAGCAGCTCAACACCCAGTGGGCT**	0.02	逆相カートリッジ精製	なし	なし	26	50
2	SLC12A3_exon2_R	**AGAGCTGAGCCTGGATGGAGCTCTGCCA**	0.02	逆相カートリッジ精製	なし	なし	28	50

私のオススメ
プライマーを設計するときのコツ

プライマー設計はやってみなけりゃわからないというのが，私の経験からの感想です。オキテに示した通りにうまく設計できないこともあります。

▶論文に記載があるような配列をその通り使ってもいざ PCR をした際に，うまくいかないことも多々あります。そのような際は，いくつかのプライマーを同じ領域に位置を少しズラして設計し，F プライマーと R プライマーの組み合わせをいくつか行い，検討することがあります。手持ちの PCR 装置の機器や試薬の微妙な違いで結果が異なることもありえますので，試行錯誤が必要なことがあります。

▶NCBI で遺伝子の情報を検索してプライマーを設計する際には，参照配列には複数の種類があることも忘れないことです。あらゆる遺伝子には，DNA，mRNA，タンパク質の参照配列があります。そして，そのそれぞれが随時更新されており，バージョンがあります。また情報の入手サイトは 1 ヵ所だけではありません。国際的なバリアント表記法では，位置情報にどのバージョンの参照配列を使用したかを明示する必要があります（バリアントの表記法は，80 ページ参照）。

▶プライマーの設計にソフトウェアを用いる際には，最終的に，PCR 産物の電気泳動を行い，目的の長さの増幅産物が得られており，非特異的増幅産物がないことを確認することが必要です。

▌メモ┃ F プライマーと R プライマーって何？

F は**フォワード**つまり**前向き**，**R** は**リバース**つまり**逆向き**の意味です。プライマーは，増幅したい領域をはさんだ両側に設計し，前側が F プライマー，後側が R プライマーとなります。

実際には，R プライマーは，参照配列に示された DNA 鎖に相補的な DNA 鎖に対して設計します。したがって，R プライマーを発注する際には，参照配列の相補鎖の配列にしなければなりません。

つまり，
①参照配列と逆向きにする。
②参照配列と相補的な塩基にする
ことが必要です。

なぜこうなるかは，右に示した PCR の各反応ステップを見ればわかるでしょう。

▇ が F プライマー，▇ が R プライマーです。図を見やすくするため，プライマーは冒頭の 5 つの塩基の配列のみを示し，後半は省略しています。

ヒトゲノムDNA
二重らせんを直線的に表示してある。
それぞれの鎖（ストランド）には方向性がある（5′から3′）。

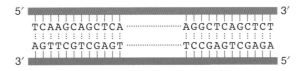

(1) PCRの熱変性ステップ
95℃程度　　熱変性による一本鎖へ

(2) アニーリングと伸長反応
プライマーであるオリゴヌクレオチドがくっつき（アニーリング），DNA合成酵素による伸長が始まる。

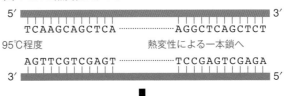

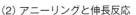

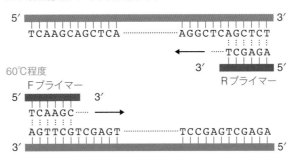

60℃程度
Fプライマー

私のオススメ
プライマーの精製グレードには，低い方から，脱塩，逆相カートリッジ，高速液体クロマトグラフィー（High Performance Liquid Chromatography：HPLC），ポリアクリルアミドゲル電気泳動（Polyacrylamide Gel Electrophoresis：PAGE）などがあります。

脱塩精製ですと，目的の長さに達していないオリゴヌクレオチドが残ってしまうので，PCR 産物を塩基配列決定するダイレクトシークエンシングでは，逆相カートリッジ精製以上のものを注文しましょう。

コラム 遺伝学的検査の技術

　診断で使われる遺伝学的検査の技術には、下記のようなものがあります。どの技術を使うか、疾患、施設、時代（技術はどんどん進歩していますので）などによって大きく変わります。どのくらいコストがかかるかも重要な要素です。

① ダイレクトシークエンシング（直接塩基配列決定法）　サンガー法を使った塩基配列決定法（PCR 必要）。バリアントの父母由来の区別はできない

② MLPA 法　欠失・重複（コピー数の変化）を判断する技術（PCR 必要）

③ マイクロアレイ　出生前診断（羊水などを使用）

④ 染色体検査

⑤ 次世代シークエンサー　非侵襲的出生前診断や稀少な遺伝性疾患など

メモ 塩基とアミノ酸に関する表記法

●コドン表（DNA の配列に変換した表記）

	T	C	A	G	
T	TTT TTC ⎫Phe (F)	TCT TCC TCA TCG ⎫Ser (S)	TAT TAC ⎫Tyr (Y)	TGT TGC ⎫Cys (C)	T C
	TTA TTG ⎫Leu (L)		TAA Ter　TAG Ter	TGA Ter　TGG Trp (W)	A G
C	CTT CTC CTA CTG ⎫Leu (L)	CCT CCC CCA CCG ⎫Pro (P)	CAT CAC ⎫His (H)	CGT CGC CGA CGG ⎫Arg (R)	T C
			CAA CAG ⎫Gln (Q)		A G
A	ATT ATC ATA ⎫Ile (I)	ACT ACC ACA ACG ⎫Thr (T)	AAT AAC ⎫Asn (N)	AGT AGC ⎫Ser (S)	T C
	ATG Met (M)		AAA AAG ⎫Lys (K)	AGA AGG ⎫Arg (R)	A G
G	GTT GTC GTA GTG ⎫Val (V)	GCT GCC GCA GCG ⎫Ala (A)	GAT GAC ⎫Asp (D)	GGT GGC GGA GGG ⎫Gly (G)	T C
			GAA GAG ⎫Glu (E)		A G

　　は開始コドン

▨は終止コドン

●国際純正・応用化学連合が定める塩基の一文字表記

IUPAC : International Union of Pure and Applied Chemistry

表記	コードするもの	命名法	意味
G	G	Guanine	グアニン
A	A	Adenine	アデニン
T	T	Thymine	チミン
C	C	Cytosine	シトシン
U	U	Uracil	ウラシル
R	A, G	puRines	プリン
Y	C, T/U	pYrimidines	ピリミジン
M	A, C	aMino	アミノ
K	G, T/U	Keto	ケト
S	C, G	Strong	強い水素結合
W	A, T/U	Weak	弱い水素結合
H	A, C, T/U	not G	G 以外、G の次のアルファベット
B	C, G, T/U	not A	A 以外、A の次のアルファベット
V	A, C, G	not T/U	T (U) 以外、T の次は U でその次
D	A, G, T/U	not C	C 以外、C の次のアルファベット
N	A, C, G, T/U	aNy	どれでも

3 章

個人差の配列である
バリアントを調べよう

個人の DNA 塩基配列バリアントが，すでに報告されているものかどうかを文献（PubMed）および配列に関するデータベース（dbSNP，gnomAD，ClinVar）でチェックすることが重要です。文献検索は第 1 章で紹介しましたので，この章では dbSNP，gnomAD，ClinVar の使い方を説明します。塩基配列とバリアントの表記法とそれに役立つ ClinGen Allele Registry，LRG，Mutalyzer を紹介します。報告がなかった場合には，機能を予測するソフトウェア（PolyPhen-2，PROVEAN など）で調べることができます。予測結果が本当に機能へ影響するかどうかは，最終的には研究者が実験レベルで確認することが必要になります。

dbSNPで遺伝子のSNVを調べる

dbSNPはヒトゲノムの短いバリアント（1〜数塩基レベル）のデータベースとして最も網羅的であり，長きにわたる世界標準です。民族集団ごとのマイナーアレル頻度が調べられます。SNV（一塩基バリアント）とは，SNP（一塩基多型）のより広義の表現です。

● NCBIの遺伝子のページからdbSNPを開く

　dbSNPデータベースでSLC12A3遺伝子のこれまでに報告のあった（既知の）バリアントを調べてみましょう。バリアントとは，遺伝子の塩基配列にみられる変化のことです。dbSNPには，SNV（一塩基バリアント）やマイクロサテライト，インデル（欠失・挿入），CNV（コピー数バリアント）といった1〜数塩基の小さいバリアントが収集されています。

　まず，40ページのNCBI GeneのSLC12A3遺伝子のページに戻りましょう（❶）。画面を下にスクロールして（❷），サイドバーのSNP：GeneViewをクリックしましょう（❸）。

📖 ここを見よ

このページへの入り方は？
38〜40ページ参照。

❶ NCBI geneの*SLC12A3*遺伝子のページを開く。

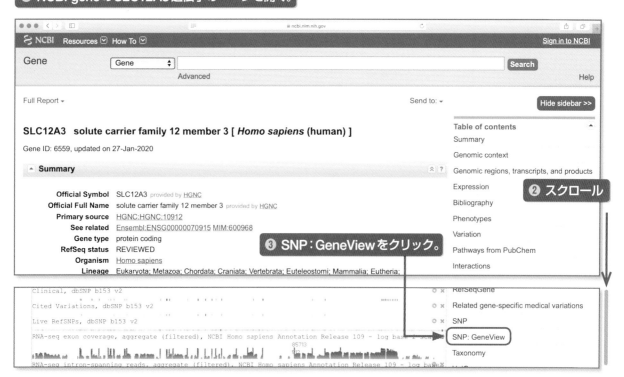

　dbSNP のページが開きます（**❹**）。スクロールすると，バリアントのリストが出てき
ます（**❺**）。各列には，バリアントの染色体での位置，ゲノムの rs 番号（81 ページ参照），
塩基，マイナーアレル頻度（MAF），アミノ酸配列とその機能にどんな影響を及ぼすか，
などが示されています。MAF は，個人差や多因子疾患を調べる際の指標になる数字で
す（68 ページで解説）。リストの見方は次のページで詳しく説明します。

　また，1〜数塩基の変化ではなく，配列の長い挿入，欠失，重複，逆位などの変化に
ついて調べたいときは，dbVar にアクセスしましょう。

❹ dbSNP のページが開く。

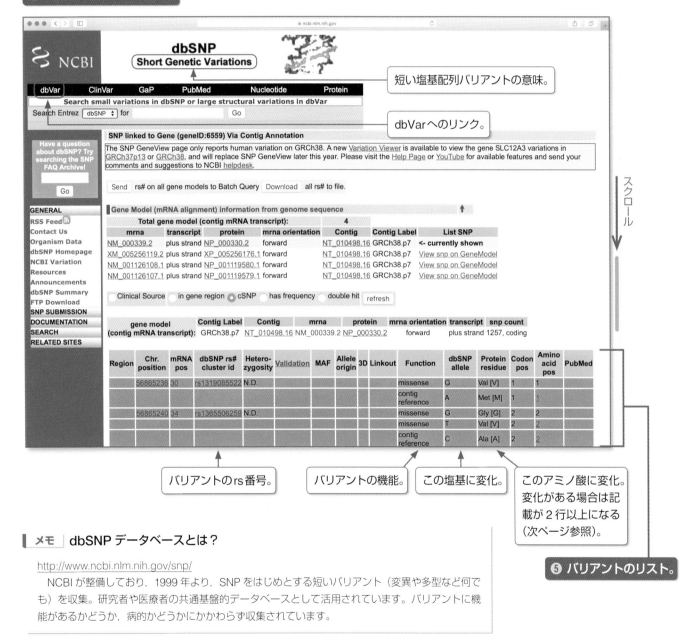

バリアントの rs 番号。

バリアントの機能。

この塩基に変化。

このアミノ酸に変化。
変化がある場合は記
載が 2 行以上になる
（次ページ参照）。

❺ バリアントのリスト。

メモ｜dbSNP データベースとは？

http://www.ncbi.nlm.nih.gov/snp/
　NCBI が整備しており，1999 年より，SNP をはじめとする短いバリアント（変異や多型など何で
も）を収集。研究者や医療者の共通基盤的データベースとして活用されています。バリアントに機
能があるかどうか，病的かどうかにかかわらず収集されています。

● SNVに関する既知情報をチェックしよう

バリアントのリストを見ましょう（❻）。デフォルトでは，表示領域としてcSNPが選択されています（❼）。cSNPは，コード領域（＝翻訳領域）のバリアントをさします。

では，*SLC12A3*遺伝子の180番目のアミノ酸位置のSNVを見てみましょう。リストは，アミノ酸の位置順（❽）に掲載されているので，画面を下方にスクロールします。

180番目のアミノ酸には，ノンシノニマス（ミスセンス）を示す赤色の行が4つあるのがわかります（❾）。参照配列のトレオニンThr [T]（❿）に対して，一塩基の変化でアミノ酸が変化するSNVが3つです。このうち，リシンLys [K]に変化するSNVについて見ると（⓫），マイナーアレル頻度（MAF）が0.0014（0.14％）であるとわかります（⓬）。

> **メモ**
>
> **イントロンのバリアントを調べたいとき**
> 表示領域として，cSNPではなく，In gene regionを選択して，refreshを押す。

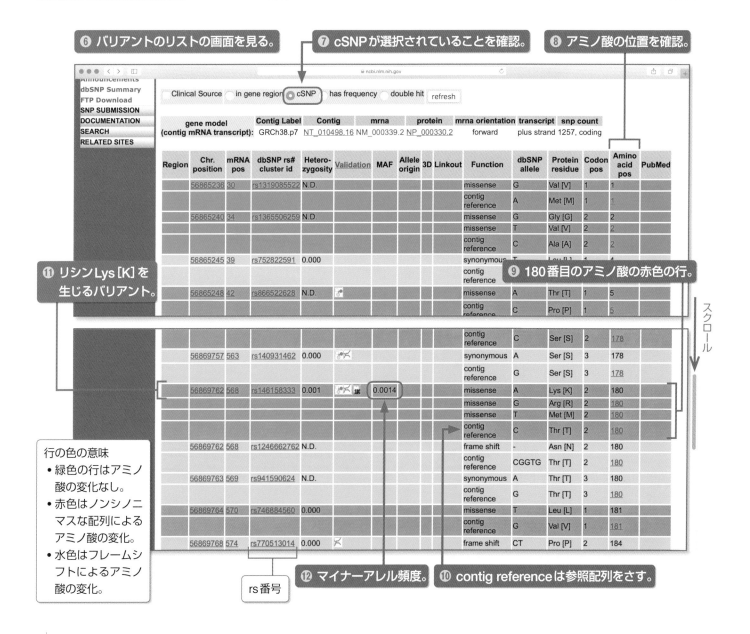

❻ バリアントのリストの画面を見る。

❼ cSNPが選択されていることを確認。

❽ アミノ酸の位置を確認。

⓫ リシンLys [K]を生じるバリアント。

❾ 180番目のアミノ酸の赤色の行。

行の色の意味
- 緑色の行はアミノ酸の変化なし。
- 赤色はノンシノニマスな配列によるアミノ酸の変化。
- 水色はフレームシフトによるアミノ酸の変化。

rs番号

⓬ マイナーアレル頻度。

❿ contig referenceは参照配列をさす。

　民族集団ごとの MAF を知りたいときは，バリアントのリストで，rs 番号をクリック
して，その登録ページを開きます（⑬）。そのページのサイドバーの Frequency をクリ
ックすると（⑭），アレル頻度のページが開き（⑮），民族集団ごとのデータが見られます。

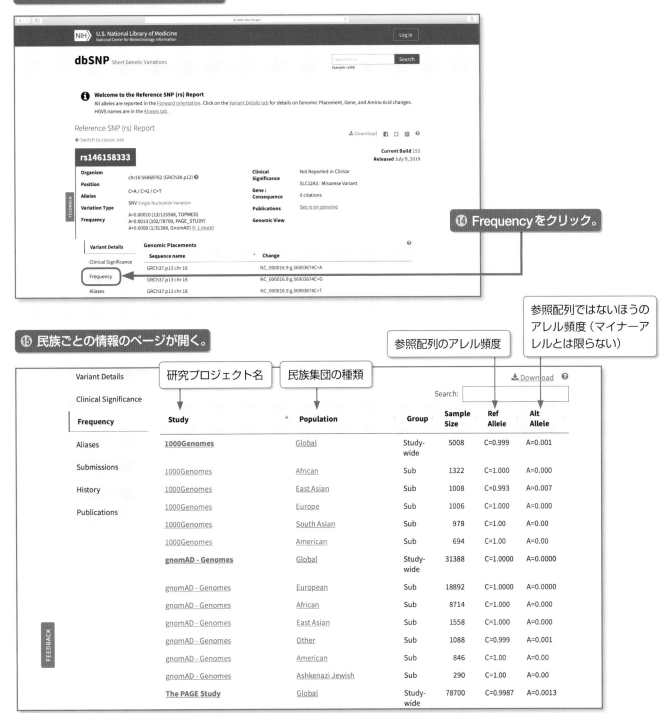

⑬ rs146158333の登録ページが開く。

⑭ Frequencyをクリック。

参照配列ではないほうの
アレル頻度（マイナーア
レルとは限らない）

参照配列のアレル頻度

⑮ 民族ごとの情報のページが開く。

研究プロジェクト名　　民族集団の種類

Study	Population	Group	Sample Size	Ref Allele	Alt Allele
1000Genomes	Global	Study-wide	5008	C=0.999	A=0.001
1000Genomes	African	Sub	1322	C=1.000	A=0.000
1000Genomes	East Asian	Sub	1008	C=0.993	A=0.007
1000Genomes	Europe	Sub	1006	C=1.000	A=0.000
1000Genomes	South Asian	Sub	978	C=1.00	A=0.00
1000Genomes	American	Sub	694	C=1.00	A=0.00
gnomAD - Genomes	Global	Study-wide	31388	C=1.0000	A=0.0000
gnomAD - Genomes	European	Sub	18892	C=1.0000	A=0.0000
gnomAD - Genomes	African	Sub	8714	C=1.000	A=0.000
gnomAD - Genomes	East Asian	Sub	1558	C=1.000	A=0.000
gnomAD - Genomes	Other	Sub	1088	C=0.999	A=0.001
gnomAD - Genomes	American	Sub	846	C=1.00	A=0.00
gnomAD - Genomes	Ashkenazi Jewish	Sub	290	C=1.00	A=0.00
The PAGE Study	Global	Study-wide	78700	C=0.9987	A=0.0013

● マイナーアレルとは？

アレル（allele）とは1本の染色体の1つの場所（座位）に存在する遺伝子やDNA配列を指します。以前，対立遺伝子と呼んでいましたが，片親由来のものどうしが対立（争い）しているわけではないので，今ではアレルと呼びます。細かくはDNA塩基配列のたった1個の塩基までもさす場合があり，両親から由来するアレルが同じ場合はホモ接合体の遺伝型，異なる場合はヘテロ接合体の遺伝型と呼びます。つまり，遺伝型とは個体が持つアレルの組合せです。

たとえば，ある1か所のDNA塩基配列がAからGへ変化するという個人差が見られるとわかっており，100人を調べた結果，AA遺伝型が64人，AG遺伝型が32人，GG遺伝型が4人となった場合を想定してみましょう。個人の片親由来のもの（染色体やDNA）を1本（個）と数えると，1人は2個ずつ持っているので100人全体では200個持っていることになります。このうちAアレルはAA遺伝型に128個，AG遺伝型に32個あり，合計160個となります。一方GアレルはAG遺伝型に32個，GG遺伝型に8個あり合計40個となります。アレルの比率は160：40となり，このうち頻度の少ない方のアレルをマイナーアレルといい，その頻度をマイナーアレル頻度（minor allele frequency：MAF）といいます。この場合Gがマイナーアレルで，MAFは40/200＝0.2となります

dbSNPなどのデータベースではMAFの情報が掲載されており，MAFの大きなバリアントは個人差の指標としてそのアレルを使うことができ，集団での個人差や，多因子遺伝性疾患である高血圧症や，心筋梗塞などに関係する遺伝子を研究する際の目印（マーカー）になりますから，有用な情報となります。

おっと気をつけよう

レアバリアントは？

dbSNPには，マイナーアレル頻度（MAF）が1％以下のものも含まれていますが，疾患に特異的な非常に稀なバリアント（レアバリアント）はほとんど含まれていません。

	AA	AG	GG	
人数	64	32	4	
Aアレル	128	32		160
Gアレル		32	8	40

コラム **バリアント？ 変異？ 多型？**

変異（mutation）と多型（polymorphism）という言葉の使い方にはこれまで混乱があり，学問分野によってそれらが示す意味が一通りではありませんでした。そこでHGVS（Human Genome Variation Society）は2015年に方針を打ち出し，一部で用いられていたこの言葉の使い方を止めようと提案しています。すなわち近年の遺伝医学では，塩基配列の変化を意味づけして，「変異は疾患原因，多型は疾患原因でない」と表現する傾向にありましたが，このような使い方を止めようということです。そのかわりシンプルに，塩基配列の「変化（alteration）」や「配列バリアント（sequence variant）」，「アレルのバリアント（allelic variant）」といった表現を用いようと推奨しています。なおvariantという英語は比較的一般的な言葉であり，「変化型」といったような意味です。mutationは，本来は「変わる（変化が起こる）」というニュアンスが強く，また，polymorphismは塩基配列の頻度に関連した状態（頻度が1％以上の複数種類のアレルがある状態）を指すことが多かった遺伝学用語です。

次世代シークエンサーを用いてヒトの個人のゲノムの塩基配列決定が活発に行われるようになり，個々人のヒトゲノム配列の違いは非常に多いということが明らかになってきました。こうした1つ1つの変化を従来の遺伝医学の意味での「変異」や「多型」に分類するのは，確かに現実的ではありません。配列バリアントと表現し，その機能についてはきちんと検証して評価しようということです。

こうした方針は，必ずしもデータベース上ですぐに反映されているわけではなく，従来の呼び方が用いられている場合もあります。

症例 （36ページから続く）

Gitelman症候群の症例
遺伝学的検査で見つかったバリアント

　遺伝カウンセリングに訪れた依頼者（クライエント）（Ⅱ-2 ■ ）は，遺伝学的検査を受けることになった（36ページ参照）。ダイレクトシークエンシング（83ページ参照）で*SLC12A3*遺伝子の塩基配列決定を行い，データを考察した結果，2つの重要なバリアントが見つかった。

　第4エクソンに見つかったのは，CがAに変化する一塩基置換のバリアントである。これは，アミノ酸の読み枠である180番目のコドンが，ACGからAAGに変化することを意味する。すなわち，トレオニン（T）が，リシン（K）に変化することになる。

　この一塩基置換をデータベースおよび文献を検索して調べると，Gitelman症候群に関する多くの報告に記載されており，Gitelman症候群の原因バリアントT180Kと表記されていることがわかった。

　このバリアントをHGVSが定める正式な表記法で表すと，以下のようになる。これらは，染色体レベルやmRNAレベルなど，さまざまなレベルでゲノムの変化を表記する方法であり，どれも同じことをさしている（バリアントの表記法の詳細は80ページ参照）。

　rs146158333　ただし，CがGやTに変化するものもあり，この表記からはその区別はつかない。
　NC_000016.10:g.56869762C>A
　NG_009386.1:g.9556C>A
　NM_000339.2:c.539C>A
　NP_000330.2:p.Thr180Lys

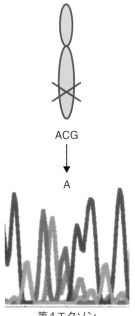

ACG
↓
A

第4エクソン

　第25エクソンに見つかったのは，CがTに変化する一塩基置換のバリアントである。これは，アミノ酸の読み枠である967番目のコドンが，TCCからTTCに変化することを意味する。すなわち，セリン（S）がフェニルアラニン（F）に変化することになる。

　この一塩基置換をデータベースや文献を検索して調べると，これまでの多数のGitelman症候群の報告で，S967Fとして報告されていることがわかった。しかし，タンパク質に異なる長さのバリエーションがあることがわかり，今では長いタンパク質での表記法が一般的となったのでS976Fの表記を用いる。

　第2エクソンのバリアントの正式な表記法としては以下のようになる。

　rs755475785
　NC_000016.10:g.56904438C>T
　NG_009386.1:g.44232C>T
　NM_000339.2:c.2927C>T
　NP_000330.2:p.Ser976Phe

波形の見方
塩基配列は左から右へ向かう波形で表される。
波形の1つ1つの山の高さは考慮しなくてよい。
色分けしているが，これに国際基準はない。この図では，以下のように示す。
A：緑，G：茶，C：青，T：赤
　なお，置換が起こった場所では，野生型とバリアント塩基が異なるため，波が二重になっている。

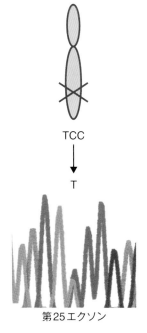

TCC
↓
T

第25エクソン

（130ページへ続く）

3.2 gnomADで遺伝子のバリアントの情報を得る

大規模なエクソーム解析とゲノムシークエンスのデータを統合することにより，ゲノムの情報が集約された便利なデータベースです。バリアントの位置，塩基やアミノ酸配列の変化，頻度などの主要な情報が一堂に集められています。

● gnomADを開いて遺伝子名で検索しよう

📖 **ここを見よ**

gnomADの入り方は？
GoogleやYahooで「gnomAD」と入力して，検索。

gnomADは，最初のgは発音せず，ノマドと読みます。患者さんのバリアントの臨床的意義を解釈したいときなどに使うと便利です。これまでに報告されている情報を素早くチェックできます。

ここでは，*SLC12A3*遺伝子のページを開き，どのようなバリアントが報告されているか，バリアントの転写産物がどのような機能を持つかを調べてみましょう。

まず，gnomADのトップページを開き（❶），中央の検索窓にSLC12A3と入力し（❷），エンターキーを押します。

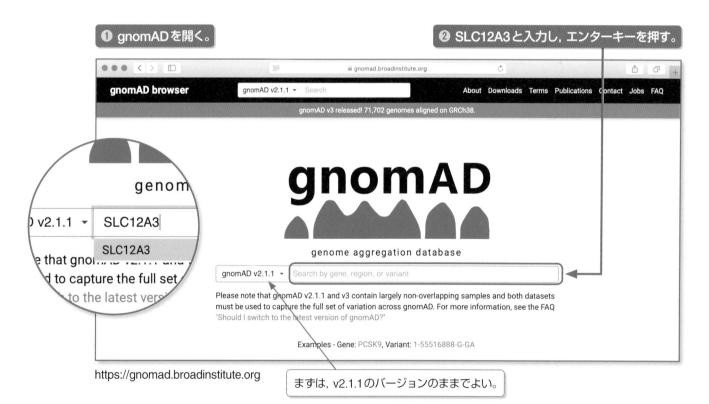

❶ gnomADを開く。

❷ SLC12A3と入力し，エンターキーを押す。

https://gnomad.broadinstitute.org

まずは，v2.1.1のバージョンのままでよい。

● *SLC12A3* 遺伝子のページを開いて情報を見る

　SLC12A3 遺伝子のページが開きました（❸）。バリアントの情報を見るためには，画面をスクロールしていきます（❹）が，その前に，このページの説明をしておきましょう。

　青と緑の色で示されている図形は，シークエンシング（塩基配列決定）のカバレッジです。遺伝子の配列（横軸）に沿って表示されています。カバレッジが厚い（大きいの意）ほど，その部位のシークエンスデータの信頼度が高いといえます。青色はエクソーム解析，緑色はゲノムシークエンスデータに基づきます。カバレッジの図形の下の情報をクリックして開くと，これまでに報告されている転写産物のリスト，その転写産物がどの組織で発現しているかが示されます。

> **メモ**
>
> **カバレッジとは？**
> シークエンサーで読んだ回数。

---

❸ *SLC12A3*遺伝子のページが開く。

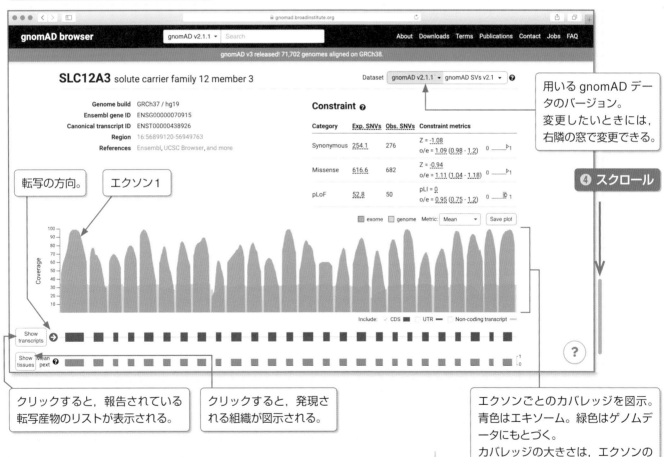

> 用いる gnomAD データのバージョン。
> 変更したいときには，右隣の窓で変更できる。

> **❹ スクロール**

> クリックすると，報告されている転写産物のリストが表示される。

> クリックすると，発現される組織が図示される。

> エクソンごとのカバレッジを図示。
> 青色はエキソーム。緑色はゲノムデータにもとづく。
> カバレッジの大きさは，エクソンのうちの最大を100とした相対的な値。

> **メモ** **gnomADはこんなサイト**
>
> 米国のブロード研究所が提供するデータベース。もともとは網羅的にエクソン領域を解析したエクソームデータを中心にした ExAC（Exome Aggregation Consortium）と呼んでいたが，ゲノムのシークエンスデータを統合し，gnomAD（The Genome Aggregation Database）になった。

● バリアントの情報を調べる

SLC12A3 遺伝子のページ（**❸**）をさらに下にスクロールしていくと，バリアントのリストが出てきます（**❺**）。表示するバリアントの種類を選ぶこともできます（**❾**）。

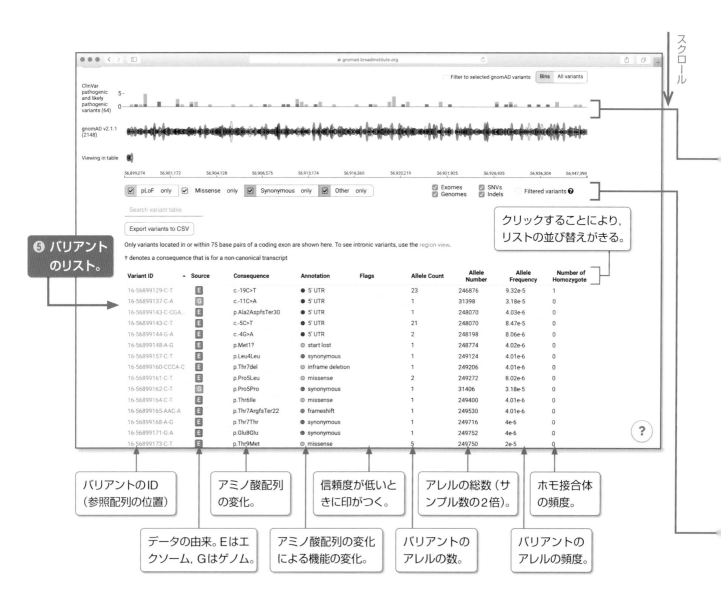

❺ バリアントのリスト。

バリアントのID（参照配列の位置）

データの由来。Eはエクソーム，Gはゲノム。

アミノ酸配列の変化。

アミノ酸配列の変化による機能の変化。

信頼度が低いときに印がつく。

バリアントのアレルの数。

アレルの総数（サンプル数の2倍）。

バリアントのアレルの頻度。

ホモ接合体の頻度。

クリックすることにより，リストの並び替えがきる。

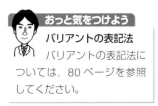

おっと気をつけよう

バリアントの表記法
バリアントの表記法については，80ページを参照してください。

　ClinVar によるバリアントの臨床的意義の解釈を素早く知りたいときには，ClinVar pathogenic and likely pathogenic variants を見ましょう。「病的」（赤色）と「おそらく病的」（オレンジ色）が色で示されています。All variants を選択すると（❻），個々のバリアントの臨床的意義が★の色で示されます（❼）。ここで重要なのは，★印にカーソルをもっていくと詳しい情報が示されるので（❽），臨床的意義の解釈に対する「根拠の確からしさ」を確認することです。根拠は Gold stars の数字で示され，数字が大きいほど「確か」です（詳しくは 79 ページ参照）。★印をダブルクリックすると ClinVar のそのバリアントのサイトに飛びますので，さらに詳しく確認できます。

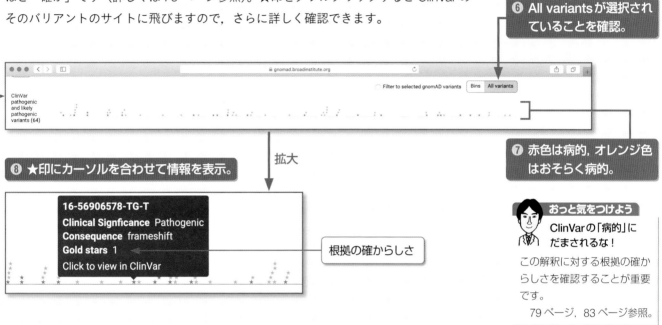

❻ All variants が選択されていることを確認。

❽ ★印にカーソルを合わせて情報を表示。

拡大

16-56906578-TG-T
Clinical Signficance Pathogenic
Consequence frameshift
Gold stars 1
Click to view in ClinVar

根拠の確からしさ

❼ 赤色は病的，オレンジ色はおそらく病的。

おっと気をつけよう

ClinVar の「病的」にだまされるな！

この解釈に対する根拠の確からしさを確認することが重要です。

79 ページ，83 ページ参照。

　リストに表示するバリアントの種類は，チェックを入れることで選ぶことができます（❾）。

❾ バリアントの種類を選択することができる。

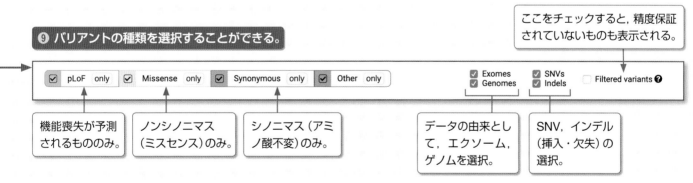

ここをチェックすると，精度保証されていないものも表示される。

機能喪失が予測されるもののみ。

ノンシノニマス（ミスセンス）のみ。

シノニマス（アミノ酸不変）のみ。

データの由来として，エクソーム，ゲノムを選択。

SNV，インデル（挿入・欠失）の選択。

● 個々のバリアントについて詳しく知りたいとき

　56899148番目の塩基AがGに変化したバリアントについて詳しく見てみましょう。バリアントのリスト（72ページ）の中から，バリアントIDの16-56899148-A-Gをクリックします。16-56899148-A-Gのページが開くので（⑩），Annotationsを見て，転写産物の機能をチェックしましょう。この場合，PolyphenとSIFTでの予測結果が示されています（⑪）。

⑩ バリアントの16-56899148-A-Gのページが開く。

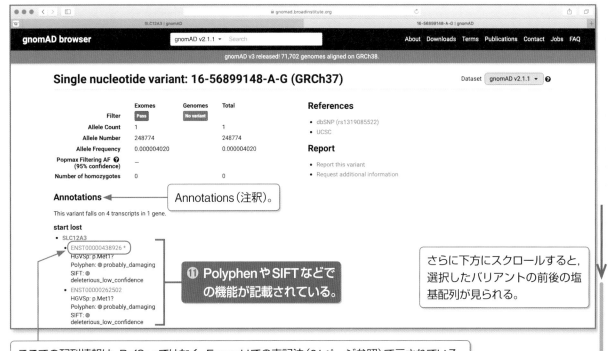

Annotations（注釈）。

⑪ PolyphenやSIFTなどでの機能が記載されている。

さらに下方にスクロールすると，選択したバリアントの前後の塩基配列が見られる。

ここでの配列情報は，RefSeqではなく，Ensemblでの表記法（81ページ参照）で示されている。

スクロール

メモ

シークエンスとは？

シークエンス（sequence）は連続，一続きといった意味ですが，分子生物学ではDNAやRNAの塩基配列やアミノ酸配列を表します。シークエンシングは「配列決定法」を指します。単にシークエンシングという場合は，DNAシークエンシングを指すことが多いでしょう。

コラム DTC遺伝学的検査（?）と疾患感受性のリスク判定

「検査」という言葉について，皆さんはどういうイメージを持っていますか？　広辞苑によれば「（基準に照らして）適不適や異常・不正の有無などを調べること」〔所持品を検査する〕と記載されています。ポイントは「基準」に合っているか調べるというところです。日本では会計検査院を組織する構成員として検査員という国家公務員がいるそうです。それから私の仕事仲間である臨床検査技師さんは国家資格を有する技術者です。これは私の感想ですが，「検査」という言葉を聞いた人は，国家あるいはしかるべき施設・組織によってしっかりと管理され，その道の専門のプロが行っているという印象をどこかで抱くのではないかと思うのです。

さて近年DTC遺伝子検査あるいはDTC遺伝学的検査という言葉をよく聞くようになりました。DTCはDirect-to-consumerの略で，直接消費者に提供されるという意味です。つまり医療機関を通していないものです。エステティックサロンやジムなどに，「あなたは太りやすい遺伝子を持っている？」などのポスターが貼ってあって，自分で自分の唾液や爪を封筒に入れて指定された会社に郵送すると，その結果をオンラインあるいは返信される郵便物で報告を受けるということになります。

日本人類遺伝学会では「DTC遺伝学的検査に関する見解」を2008年10月2日に公表しており，

1) 科学的根拠，結果解釈およびそれらの限界について正確な情報が消費者に伝えられているか？
2) 遺伝学的検査の分析的妥当性，臨床的有用性などの科学的根拠が示されており，遺伝学的検査サービスとして実施する意義があるか？
3) 遺伝学的検査の精度に関する質的保証が適切になされているか？
4) 遺伝学的検査により明らかにされた個人遺伝情報が適切に保護されているか？　使用されたあとのサンプルは適切に処理されているか？

などが問題であり，専門家（臨床遺伝専門医など）の関与，ガイドラインの必要性，公的機関の監督，消費者が不利益を受けない啓発などが必要と説いています。

私は遺伝学的検査を受けたいという人に出会ったとき，その前に必ず遺伝カウンセリングを実施しているのですが，DTC遺伝学的検査の場合，結果に不安をもったときに誰から遺伝カウンセリングを受けるのだろうと心配になってしまいます。

たとえば，太りやすい遺伝子のタイプ（遺伝型）を持ったということは，それが生まれついての体質といってもいいのですが，その遺伝子の肥満の原因への貢献が何パーセントなのかを正確には答えられないのです。それを持っているからといって必ず太るわけでもありません。結果を受け取る時はそれ相当の解釈が必要です。そうしたいくつかの問題点を抱えるDTC遺伝学的検査について，私は否定も肯定もしませんが，臨床検査に携わる者として，「検査」と呼ばないでほしいと思います。「分析」，「解析」，「調査」などで呼んでくれたらと思っています。

太りやすい体質が太りやすい遺伝子のタイプに関係があるという話をしましたが，なりやすいという言葉は「易罹患性」あるいは「感受性」と言い換えられます。ではどれくらいなりやすい（リスク）かの指標はあるのでしょうか？　よく使われるリスクの指標に相対危険度とオッズ比があります。

ある疾患の有無と遺伝型の有無を関連解析という方法で調べて，その結果を以下のように分類します。

ある遺伝子のタイプ（遺伝型）と疾患の有無との関連解析の結果

	疾患　あり	なし
遺伝型あり	a	b
なし	c	d

このとき，相対危険度は$=[a/(a+b)]/[c/(c+d)]$となります。オッズ比は$=(a×d)/(b×c)$となります。合計1,000人を調べてa＝10人，b＝40人，c＝90人，d＝860人とすると相対危険度＝2.11，オッズ比＝2.39となります。ともに1を超えているので，この遺伝型をもつ人はない人に比べて疾患になりやすいといえます。この場合のなりやすさは2.11倍であって，オッズ比の数値をなりやすさの数値として使ってはいけません。オッズ比は，複数要因が影響するときの寄与順位を把握することのみに活用できます。この数値が統計的に意義があるのかは，カイ二乗検定などを使用します。ピアソンのカイ二乗検定のp値＝0.016となり$p<0.05$なので統計的有意差を呈しており，これは統計的にも意義があるといえます。

気をつけなければいけないのは，こうした研究では，ある遺伝型を持っていても50人中40人（実に80％！）が疾患を有さないということと，また，別の集団では違った結果が出る可能性があるということです。

遺伝子の配列バリアントが機能に影響を及ぼすかどうかの情報を収集して掲載している
データベースです。「pathogenic（病的な）」という判定の根拠については⭐の数（1
～4個）で示されています。⭐の数が多いほど根拠がしっかりしたものになります。

● ClinVar を開いてみよう

ClinVar は，バリアントの臨床的意義に関する情報を収集している NIH のデータベー
スです。おもに単一遺伝子疾患にかかわるバリアントが掲載されています。その表現
型・疾患に関する情報も含まれています。ここでは，*SLC12A3* 遺伝子のバリアントの
臨床的意義を調べてみましょう。

ClinVar へは，NCBI や OMIM，gnomAD などからも入ることができます。ここでは，
NCBI からの入り方を説明しましょう（NCBI の開き方は 11 ページ参照）。

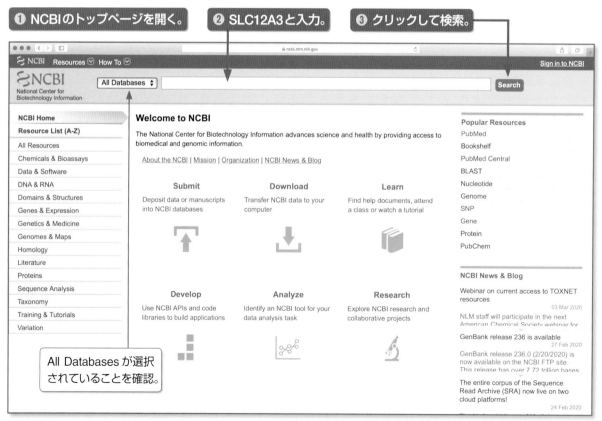

https://www.ncbi.nlm.nih.gov

　NCBIのデータベースを *SLC12A3* 遺伝子で検索し（**❹**），ClinVarをクリックすれば（**❺**），ClinVarの *SLC12A3* 遺伝子のページが開きます。

　ところで，ここで，ClinVarとdbSNPの検索結果数を比べてみましょう。ClinVarは319件，dbSNPは13,829件であることがわかります。この数字から，ClinVarに登録されているバリアントは，発見されているバリアントのごく一部であることがわかります。

❹ SLC12A3で検索した結果が開く。

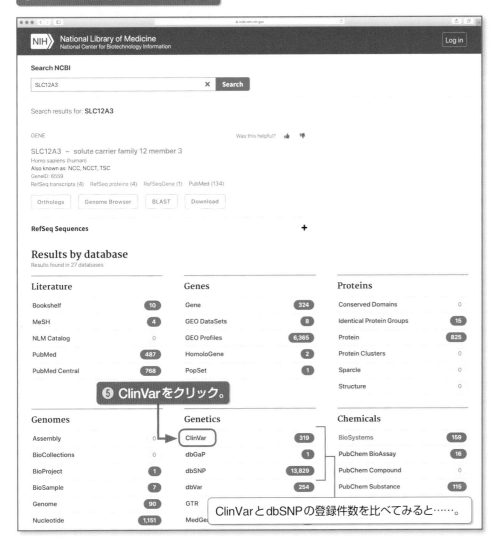

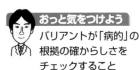

❺ ClinVarをクリック。

ClinVarとdbSNPの登録件数を比べてみると……。

メモ｜ClinVarはこんなサイト

ClinVarは，2012年にNCBIにより構築されたデータベースです。「どのバリアントが疾患の症状に影響力を持つのか？」という情報を提供する目的で作られました。ClinGenというコンソーシアムが立ち上げられ，ClinVarの開発やデータの品質管理を行っています。臨床検査施設などに蓄積されている情報を共有して，医療にいかしていこうというデータシェアリングの活動の一環です。

おっと気をつけよう

バリアントが「病的」の根拠の確からしさをチェックすること

ClinVarには，症状をほぼ決定するような重要な遺伝子のみが収められており，その遺伝子の各バリアントに対して，「pathogenic」かどうかのを判断を下しています。pathogenicというのは，「病的」あるいは「病因となる」「病原性」などと訳されますが，要するに，疾患の原因として影響力を持つという意味です。

　しかし，この判断の指標のばらつきが批判され，現在では，「根拠の確からしさ」が☆印の数で示されるようになりました。数が多いほど，根拠が確かということです。

● *SLC12A3* 遺伝子のリストからバリアントを選択する

SLC12A3 遺伝子のページが開き，バリアントの長いリストが示されます（❻）。下にスクロールなどして，調べたいバリアントを見つけ，それをクリックしましょう。ここでは，T180K（*SLC12A3* 遺伝子の 180 番目のアミノ酸が T から K に変化）が患者さんに見つかったので，このバリアントのページを開きます（❼, ❽）。

❻ *SLC12A3*遺伝子のページが開く。

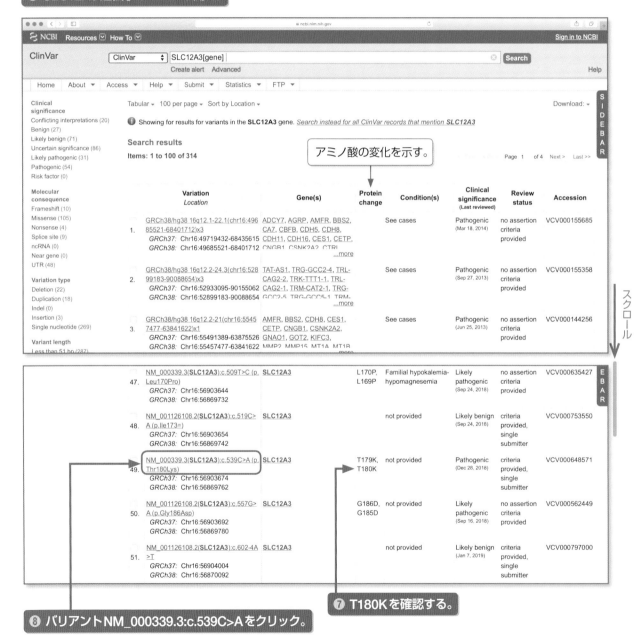

❽ バリアント NM_000339.3:c.539C>Aをクリック。

❼ T180Kを確認する。

● バリアントの臨床的意義やその根拠の確からしさを確認する

バリアント NM_000339.3:c.539C>A のページが開いて（**❾**），臨床的意義を確認しましょう（**❿**）。Pathogenic（病因となる）と示されています。この判定に対する根拠の確からしさのレベルは，黄色の⭐の数で示されます（**⓫**）。

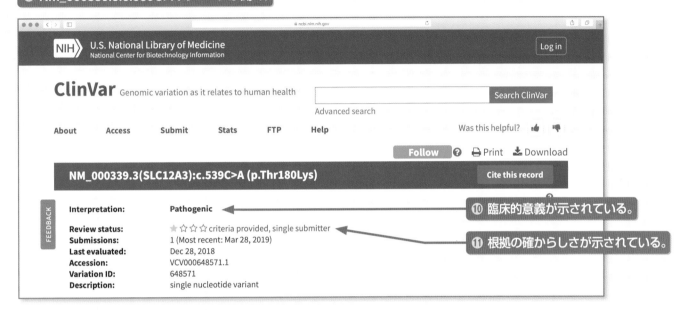

❾ NM_000339.3:c.539C>Aのページが開く。

❿ 臨床的意義が示されている。

⓫ 根拠の確からしさが示されている。

ClinVar では，バリアントの機能が下のように分類されますが，この判定に対する「根拠の確からしさ」（⭐の数）を確認することが重要です。

▶バリアントの機能（臨床的意義）の解釈：Pathogenic（病因となる）／ Likely pathogenic（おそらく病因となる）／ Uncertain significance（意義不明）／ Likely benign（おそらく良性の）／ Benign（良性の）／ Conflicting interpretations of pathogenecity（病因に対して相反する解釈がある）

┃ メモ ┃ ClinVar の臨床的意義の根拠の確からしさの指標（Review Status）

星の数	定義
⭐⭐⭐⭐	ClinGen 運営委員会の審査された実践ガイドラインに則っているもの。
⭐⭐⭐	エキスパートパネル（専門家の集まり）によって審査されたもの。
⭐⭐	解釈の根拠が複数の人によって提供されたもので，解釈が一致しているもの。
⭐	解釈の根拠が複数の人によって提供されたものであるが，食い違いがあるもの。
	解釈の根拠が1人によって提供されたもの。
なし	独立して直接解釈されたバリアントとしではなく，ハプロタイプまたは遺伝型の一部として提出されたもの。
	解釈されてはいるが，判断基準，証拠がなく提出されたもの。
	解釈なしで提出されたもの。

3.4 塩基配列とバリアントの表記法，および機能に関する解釈

ヒトゲノムの配列の標準である「参照配列（レファレンス配列）」とそのバリアントの表記法を解説します。バリアントの機能への影響は，いくつかの段階に分類することが推奨されています。

● ヒトゲノム参照配列を標準として用いる

　ヒトゲノムの配列を表記するときには 2003 年のヒトゲノムプロジェクトで解読されたゲノム配列を標準とし，これを参照配列と呼びます。厳密にいうと，ヒトゲノムの全配列は完全には解読されておらず，詳細な部分の改訂が随時行われています。したがって，正確に表記するには，参照配列のバージョン（版）を表示することが必要になります。2020 年 4 月 23 日現在の最新版は 38 版で，GRCh38.p13 と表します。Genome Reference Consortium Human Build 38 patch release 3 の略で，p の後の数字はマイナー改訂の数字です。

　参照配列のデータベースである NCBI の RefSeq には，配列が種類に分けて登録されています。登録番号の種類を下に示しました。たとえば，*SLC12A3* 遺伝子の場合，ゲノム DNA は NG_009386.1 という登録番号で登録されています。「.1」は，この NG_009386 の「1 版」を意味します（現在 1 版が最新）。この遺伝子の mRNA やタンパク質は，NM_000339.2，NM_001126107.2，NP_000330.3，NP_001119579.2 などそれぞれ複数が登録されています。この遺伝子は 16 番染色体にありますが，16 番染色体は NC_000016.10 になります。

ヒトゲノムの参照配列の RefSeq での登録番号（アクセッションナンバー）

　ヒトゲノムの参照配列を以下の種類に分類し，さらに細かく番号をつけて区別しています。

　　NG_：ゲノム領域ないしはクラスター（genomic regions/clusters）
　　NC_：染色体
　　NM_：mRNA
　　NP_：タンパク質
　　NT_：コンティグ（constructed genomic contigs）
　＊配列が既知ではなく，予測モデルによって得られているものの場合は，N の代わりに X を用います。

メモ　INSDC とは？

塩基配列のデータベースは，国際塩基配列データベース協力体制（International Nucleotide Sequence Database Collaboration：INSDC）により収集・保管されています。INSDC は，日本 DNA データバンク（DNA Data Bank of Japan：DDBJ），米国の National Center for Biotechnology Information（NCBI），欧州の European Bioinformatics Institute（EBI）により運営される European Nucleotide Archive（ENA）の 3 拠点で構成されています。研究者は自分が決定した塩基配列データを上記 3 機関のいずれかに submit（提出）すれば，そのデータは上記 3 機関が運営する DDBJ，Genbank，EMBL（European Molecular Biology Laboratory)-Bank のすべてに登録・公開されます。

メモ　参照配列は 2 つある

ヒトゲノムの参照配列には，Genome Reference Consortium により提供される GRCh38 の他に，University of California, Santa Cruz（UCSC）により提供される hg38 もあります。

● 塩基配列の変化であるバリアントの表記法

塩基配列の変化した DNA を一般的に，「バリアント（variant）」といいます。バリアントは，変異と呼ばれたり，多型と呼ばれたりすることもありますが，それらを総称するのがバリアントという言葉です。

バリアントは，遺伝子の参照配列に対して，どこがどのように変化したということがわかるように表記します。下に紹介するように表記法にはいくつかありますが，代表的なものは，NCBI の RefSeq の登録番号を基準に用いる表記法です（NG_ や NM_ など）。HGVS もこの表記法を推奨しており，特に，論文などに記載するときの初出の際にはこの表記法がよいでしょう。

最初に基準となる参照配列の登録番号を記載し，続けて，その配列のどの位置にバリアントがあるかを記載します。小文字の c はコード配列，g はゲノム配列を指します。*BRCA2* 遺伝子を例にいろいろな表記法を紹介します。

例 NM_000059.3:c.865A>C

RefSeq が基準の参照配列（HGVS の定める表記法）。NM_000059.3 は *BRCA2* 遺伝子の mRNA 配列。そのコード配列の開始コドンの A を +1 とした場合に 865 番目に位置する塩基の A が C に変化したバリアントを指す。

例 NG_012772.3:g.21864A>C

RefSeq が基準の参照配列。NG_012772.3 は *BRCA2* 遺伝子のゲノム配列。このゲノム配列の 21864 番目の A が C に変化したバリアント。

例 LRG_293:c.865A>C あるいは LRG_293:g.21864A>C

LRG の登録遺伝子番号を基準の参照配列とする表記法（LRG については 86 ページ参照）。LRG_293 は *BRCA2* 遺伝子。

例 rs766173:A>C

dbSNP に記載されている SNP の参照配列を基準に用いる方法。rs は reference SNP（SNV）の略。

例 BRCA2:c.865A>C

HGNC の承認遺伝子名を基準に用いる方法。HGNC は HUGO Gene Nomenclature committee（ヒトゲノム命名法委員会）の略。

例 NP_000050.2:p.Asn289His

RefSeq を基準にしたタンパク質配列のバリアントの記載です。NP_000050.2 は BRCA2 タンパク質を指します。タンパク質の最初のアミノ酸であるメチオニンを 1 番目として数えて，289 番目のアミノ酸が Asn（N）から His（H）に変化する変化（ノンシノニマス）です。ちなみに，Ensembl では BRCA2 タンパク質の登録番号は ENSP00000369497.3 ですが，HGVS ではこれを用いる表記法は推奨していません。

私のオススメ

バリアントの表記法は，拙著『遺伝子診療よくわかるガイドマップ』（メディカル・サイエンス・インターナショナル刊）にも詳しく解説しました。練習問題もあります。

メモ

HGVS とは？
HGVS（Human Genome Variation Society）は，ゲノムのバリエーションの発見と評価の促進を目的とする組織。

メモ

RefSeq 以外のその他の登録番号
- INSD の登録番号はアルファベット 1 から 6 個と数字 5 桁から 10 桁で表されます（例：AB12345678）。
- ヒトの Ensembl の登録番号は，
  ENSG（Gene：遺伝子），
  ENST（Transcript：転写産物，mRNA のこと），
  ENSP（Peptide：ペプチドタンパク質），
  ENSE（Exon：エクソン）
  で示されます。
  これらは RefSeq の登録番号とは関係なく付けられています。

メモ

Ensembl とは？
Ensembl は，ゲノム解析ソフトウエア開発のための EMBL-EBI とサンガーセンター（イギリス）による共同プロジェクト。

● 両親由来のそれぞれのアレルがどちらの染色体にあるか

ダイレクトシークエンシング（直接塩基配列決定法）では，ゲノム DNA を PCR で増幅し，精製後その増幅産物を直接サンガー法で塩基配列決定します。この PCR では父親由来の染色体領域と母親由来の染色体領域の両方が増幅します。両親由来のゲノム DNA が存在するため，一般にバリアントの遺伝型は野生型（wild type）のホモ接合体，野生型とバリアント型のヘテロ接合体，バリアント型のホモ接合体の3種類になります。ヘテロ接合体の場合，被検者のみの解析では，それぞれのアレルがどちらの親由来のものかを鑑別することが非常に困難になります。

さて，常染色体劣性遺伝疾患では，近親婚でない場合が多いことが知られていますが，その場合，原因遺伝子内に疾患原因に結び付くバリアント型が2つ（片親由来のものが1つずつ）存在するヘテロ接合体，つまり「複合ヘテロ接合体」が多く報告されています。この複合ヘテロ接合体，およびそれと紛らわしい遺伝型の表記法を説明します。

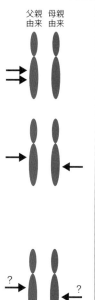

複合ヘテロ接合体，およびそれと紛らわしい遺伝型の表記法
2つのバリアント型が両方とも一方の親の染色体にある場合

c.[76A>C; 83G>C]

ブラケット [　] の中にそれぞれのバリアントを並べセミコロン；で区切ります。

2つのバリアント型が父親由来と母親由来の染色体とに分かれて存在する場合（複合ヘテロ接合体）

c.[76A>C];[83G>C]

それぞれのバリアント型をブラケット [　] で囲みます。常染色体劣性遺伝形式の単一遺伝子疾患の原因確定となるケースです。

2つのバリアント型がどちらの染色体にあるか不明の場合

c.[76A>C(;)283G>C]

1つのブラケット [　] の中のそれぞれのバリアント型を丸カッコ（　）の中にセミコロン；を入れた記号で区切ります。この場合，両親の血液を採取するなどしてバリアントを解析すると，どちらの親由来かがはっきりします。

● バリアントがどんな影響を持つかは「機能」への影響で表す

バリアントが疾患の原因となるかどうかの判断は，簡単ではありません。バリアントがその遺伝子やタンパク質の機能に影響したとしても，それが疾患を引き起こしたり，疾患の易罹患性やリスクを高めるということには，直結しないからです。遺伝子やタン

パク質の機能に影響を及ぼすバリアントは，特定の状況下でのみ疾患原因あるいは易罹患性やリスク要因となるからです（124 ページも参照）。

　たとえば ClinVar では，バリアントの評価として，「Pathogenic（病因となる）」などの用語を当てています。しかし，このような表現は，非熟練者に，疾患原因であると短絡的に想起させてしまうことがあります。そのような懸念から，HGVS では，バリアントの評価として別のカテゴリーを推奨しています。また同様の提案は ACMG からもなされていますので，下記に紹介します。なお現在の ClinVar では，評価に加えて，「評価の確からしさ」を ★ の数で表示するようになりました（79 ページ参照）。

2015 年の HGVS による提案

バリアントを以下の 5 つのカテゴリーに分類しています。

① affects function　　　　　　　　　：機能に影響あり。機能に影響している場合

② probably affects function　　　　：おそらく機能に影響している

③ unknown または variants of unknown significance（VUS）

　　　　　　　　　　　　　　　　　：機能に影響しているか不明の場合

④ probably does not affect function：おそらく機能に影響していない場合

⑤ does not affect function　　　　　：機能に影響していない場合

ACMG（American College of Medical Genetics）による提案

Benign（良性）と Pathogenic（病因となる）の根拠を下記のように分類しています。

Benign（良性）─┬ Strong（強い証拠）
　　　　　　　　└ Supporting（支持する証拠）

Pathogenic（病因となる）─┬ Supporting（支持する証拠）
　　　　　　　　　　　　　├ Moderate（緩やかな証拠）
　　　　　　　　　　　　　├ Strong（強い証拠）
　　　　　　　　　　　　　└ Very Strong（非常に強い証拠）

| メモ |　ダイレクトシークエンシングって何？

　一般的に，DNA シークエンシングを行う際には，まず最初に DNA 分子を増幅することが必要になります。以前は大腸菌の増殖を利用して DNA 分子を増幅していましたが，1983 年に PCR（ポリメラーゼ連鎖反応）が発明されてからは，PCR 増幅した DNA 分子を直接シークエンシングすることが可能になり，「ダイレクトシークエンシング（直接塩基配列決定法）」と呼ばれるようになりました。ダイレクトシークエンシングで使用する技術には，サンガー法が多く使われます。

　ダイレクトシークエンシングでは PCR プライマーとして用いたオリゴヌクレオチドをそのままシークエンシングに用いることができ，経済的で，簡便な面があります。近年は，高性能で大容量のシークエンシングが行える次世代シークエンシング技術が登場していますが，医療現場では，小回りのきくダイレクトシークエンシングも依然として活用されています。次世代シークエンシングで見いだされたバリアントを確認する方法として使われることもあります。

ClinGen Allele Registry でバリアントの表記を確認する

各種データベースでのバリアントの情報がキュレーション（検証処理）された後，「標準的アレル識別番号（Canonical Allele Identifier）」の下に整理されています。標準的アレル識別番号は，gnomAD，dbSNP などの登録番号と一目で相互参照できます。

📖 **ここを見よ**

ClinGen Allele Registry の入り方は？

Google や Yahoo で「ClinGen Allele Registry」と入力して，検索。「Allele Registry-ClinGen」を開く。

● ClinGen Allele Registry を開いてアレル識別番号を調べる

ClinGen は，ClinVar を中心にした遺伝子やバリアントのデータのキュレーション（検証処理）を行っています。そして，そのキュレーションにもとづき，「標準的アレル識別番号（Canonical Allele Identifier）」を定めています。標準的アレル識別番号のページから，各種データベースでの登録番号が参照できます。

ここでは，*SLC12A3* 遺伝子のバリアント NM_000339.3:c.539C>A について見てみましょう。ClinGen Allele Registry を開いて（❶），HGVS の表記法で示されたバリアントを検索してみましょう（❷）。

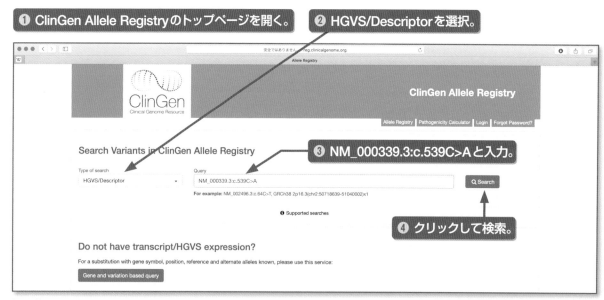

http://reg.clinicalgenome.org/redmine/projects/registry/genboree_registry/landing

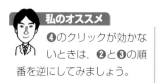

私のオススメ

❹のクリックが効かないときは，❷と❸の順番を逆にしてみましょう。

　*SLC12A3*遺伝子のバリアント NM_000339.3:c.539C>A のページが開きました（**❺**）。
標準的アレル識別番号が CA8069091 であること（**❻**），それは，dbSNP では rs14615833，
gnomAD では 16:56903674 C/A であることなどがわかります（**❼**）。

❺ NM_000339.3:c.539C>A のページが開く。

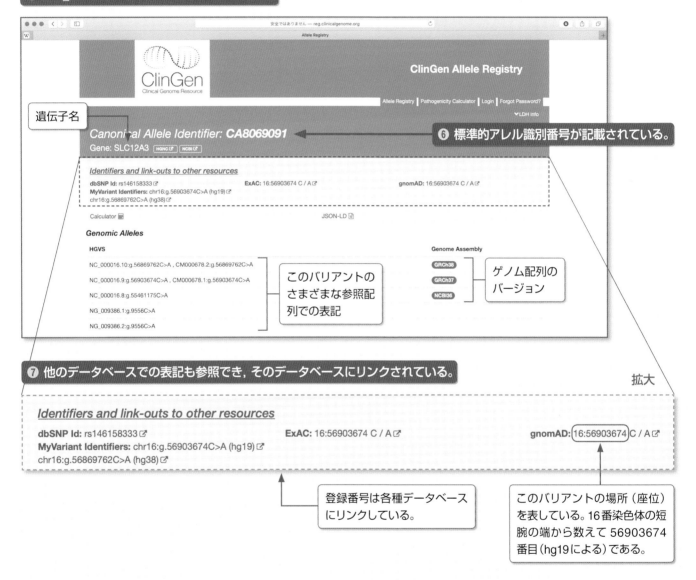

❼ 他のデータベースでの表記も参照でき，そのデータベースにリンクされている。

拡大

Identifiers and link-outs to other resources

dbSNP Id: rs146158333 ⧉
MyVariant Identifiers: chr16:g.56903674C>A (hg19) ⧉
chr16:g.56869762C>A (hg38) ⧉

ExAC: 16:56903674 C / A ⧉

gnomAD: 16:56903674 C / A ⧉

登録番号は各種データベース
にリンクしている。

このバリアントの場所（座位）
を表している。16番染色体の短
腕の端から数えて 56903674
番目（hg19による）である。

┃ メモ ┃ ClinGen はこんなサイト

　ClinGen は医療者や患者さんが情報を共有し，その知識を体系化することによって医療を向上させる
ことを目的とするプロジェクトです。NIH によりサポートされています。いろいろなプロジェクトが
ありますが，ClinGen Allele Registry では，バリアントの座位や遺伝子の情報のほか，ClinVar や
dbSNP の情報によって検証されており，これらの情報が一目で相互参照できるようになっています。

3.6 LRGで遺伝子の推奨された参照配列の表記を調べる

HGVS の表記法で用いられる遺伝子の参照配列には，バージョンがあったりして，いくつもの表記があるのが現実です。そこで，便利なのが LRG というデータベースです。推奨された参照配列を提示してくれます。

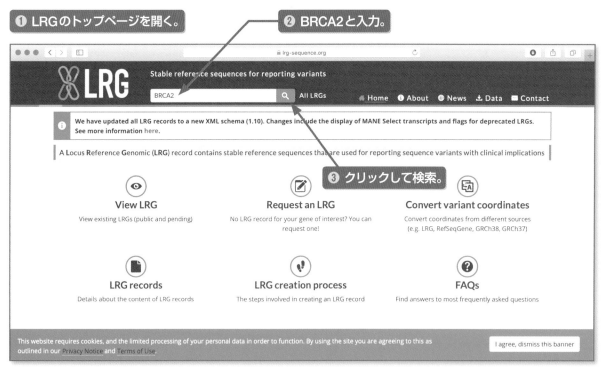

📖 **ここを見よ**

LRG への入り方は？
google や Yahoo で「LRG locus」と入力して，検索。「Locus Reference Genomic-LRG」を開く。

● LRG を開いて *BRCA2* 遺伝子について調べてみよう

参照配列を報告書に書き込むときなどは，推奨された表記法を守り，正確な記載をすることが大切です。LRG (Locus Reference Genomic) は，推奨された参照配列を提示してくれる便利なデータベースです。この本で取り上げた *SLC12A3* 遺伝子は，LRG にまだ収載されていないので *BRCA2* 遺伝子で調べてみましょう。

❶ LRGのトップページを開く。

❷ BRCA2と入力。

❸ クリックして検索。

https://www.lrg-sequence.org

▌ **メモ** │ **コード配列の参照配列は LRG が推奨される**

コード配列の参照配列は LRG で示されたものが推奨されます。ただし，登録されている遺伝子の数はまだ 1,000 程度です。

　BRCA2 遺伝子のページが開き（❹），LRG でのこの遺伝子の登録番号が LRG_293 であることがわかります（❺）。LRG_293 をクリックすると，*BRCA2* 遺伝子のページが開きます（❻および 88 ページの❻′）。*BRCA2* 遺伝子のページから，LRG が推奨するゲノム配列，転写産物（mRNA），コード配列，タンパク質の参照配列の登録番号と配列が表示されます。

❹ ***BRCA2*遺伝子のページが開く。**

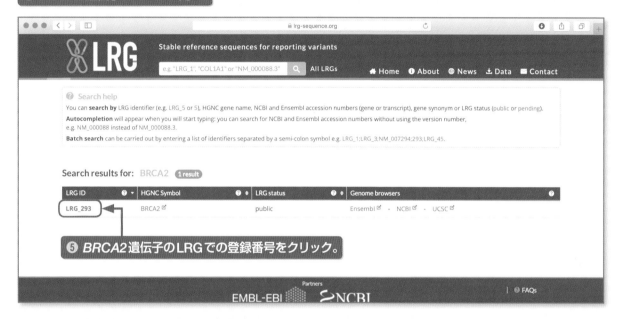

❺ *BRCA2*遺伝子のLRGでの登録番号をクリック。

● Microsoft Edge や Internet Explorer の場合

❻ **LRG_293をクリックして，*BRCA2*遺伝子のページが開く。**

LRGの推奨するゲノムDNAの登録番号

NG_012772.3の参照配列

転写産物（mRNA）の配列

翻訳されたタンパク質の配列

おっと気をつけよう

Web ブラウザとして Microsoft Edge や Internet Explorer を用いて LRG を開くと，右のような文章による表示になります。88～89 ページに掲載した視覚化された表示にするには，Google Chrome や FireFox，Safari などを用いてください。

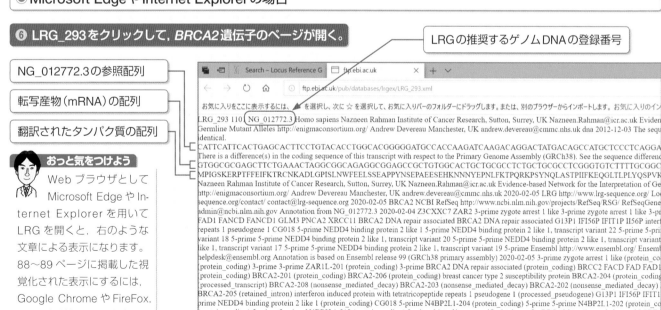

◉ Google Chrome や FireFox, Safari の場合

❻' LRG_293をクリックして, *BRCA2*遺伝子のページが開く。

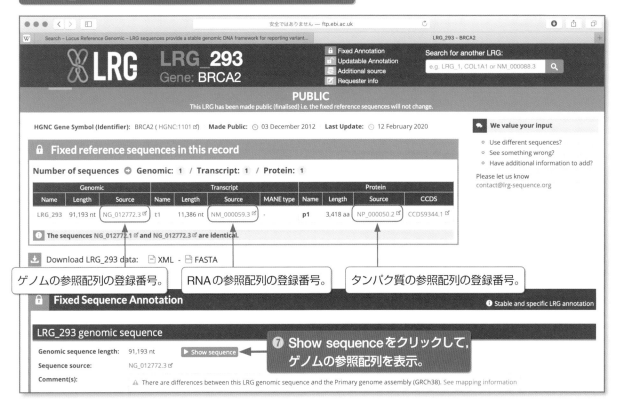

ゲノムの参照配列の登録番号。

RNAの参照配列の登録番号。

タンパク質の参照配列の登録番号。

❼ Show sequence をクリックして, ゲノムの参照配列を表示。

❽ ゲノム NG_012772.3 の参照配列が表示される。

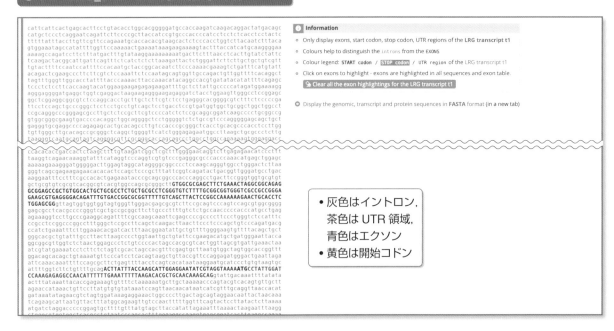

- 灰色はイントロン, 茶色は UTR 領域, 青色はエクソン
- 黄色は開始コドン

⑨ **⑥′**の画面をスクロール。

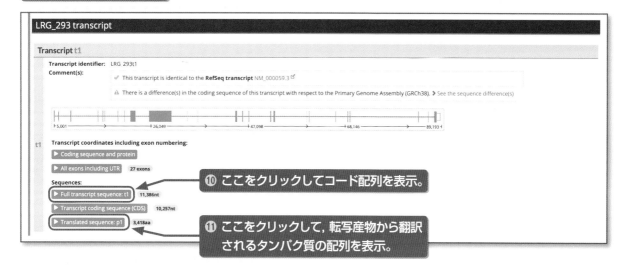

⑩ ここをクリックしてコード配列を表示。

⑪ ここをクリックして，転写産物から翻訳されるタンパク質の配列を表示。

⑩ mRNA配列とコード配列（CDS）の参照配列を表示。

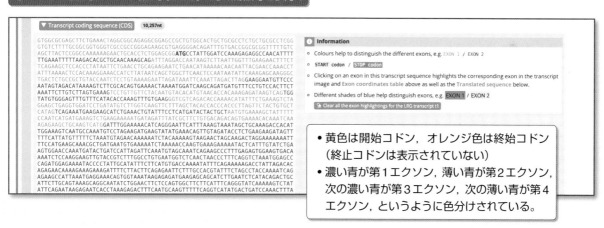

- 黄色は開始コドン，オレンジ色は終始コドン（終止コドンは表示されていない）
- 濃い青が第1エクソン，薄い青が第2エクソン，次の濃い青が第3エクソン，次の薄い青が第4エクソン，というように色分けされている。

⑪ タンパク質の参照配列を表示。

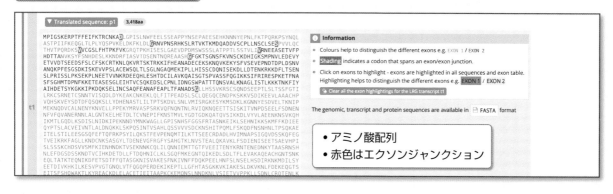

- アミノ酸配列
- 赤色はエクソンジャンクション

3.7 Mutalyzerでバリアントの表記が正しいかをチェックする

バリアントが見つかり，HGVSの表記法に従ってバリアントを記載したときに，その表記が正しいかどうかを確認しましょう。Mutalyzerで簡単にチェックできます。

📖 ここを見よ

Mutalyzerへの入り方は？
GoogleやYahooで「Mutalyzer」と入力して，検索。「Mutalyzer 2.0.32」を開く。

● Mutalyzerを開いてバリアント表記を入力する

*SLC12A3*遺伝子のバリアントの表記が正しいかどうかをMutalyzerでチェックしてみましょう。ここでは，HGVSの表記法で表した「NM_000393.3:c.539C>A」についてチェックします。

❶ Mutalyzerを開く。

❷ バリアントの表記（たとえば，NM_000393.3:c.539C>A）を入力。

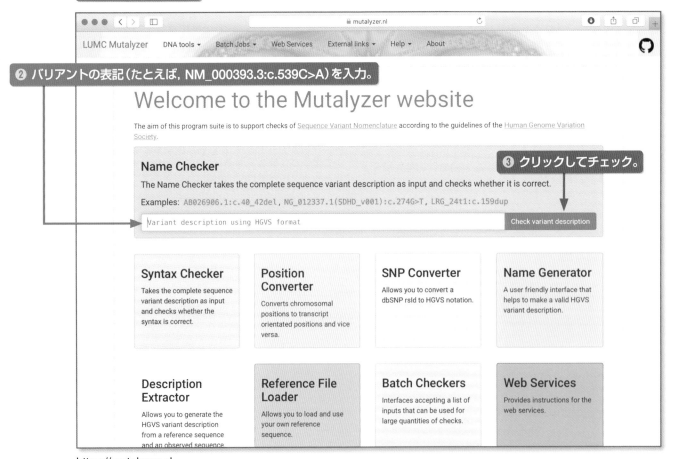

https://mutalyzer.nl

● チェックされた結果が表示される

◉ 正しい表記のとき。

❹ チェックされた結果。

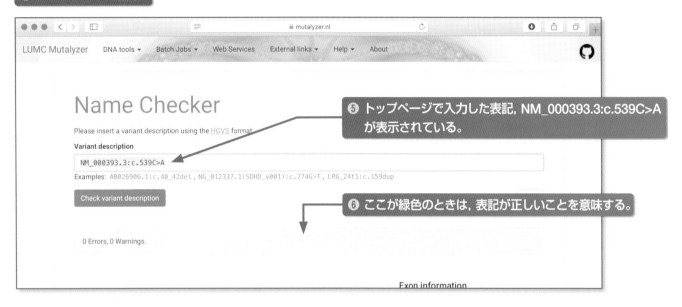

❺ トップページで入力した表記, NM_000393.3:c.539C>A が表示されている。

❻ ここが緑色のときは, 表記が正しいことを意味する。

◉ 誤った表記のとき。

❹ チェックされた結果。

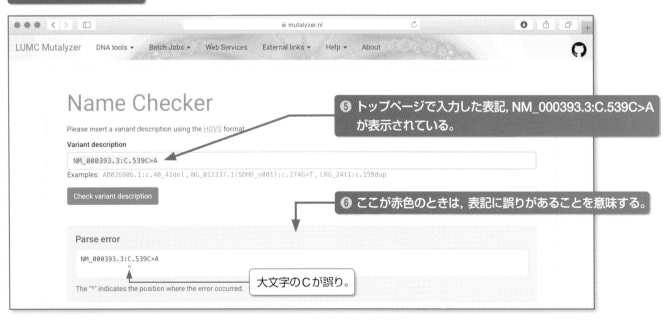

❺ トップページで入力した表記, NM_000393.3:C.539C>A が表示されている。

❻ ここが赤色のときは, 表記に誤りがあることを意味する。

大文字のCが誤り。

3.8 PolyPhen-2でバリアントの機能を予測する

遺伝子のバリアント（アミノ酸の変化をもたらす遺伝子のバリアント）が，タンパク質の機能にどのような影響を及ぼすかを，コンピュータを用いて予測するデータベースです。

📖 ここを見よ

このページへの入り方は？
Google や Yahoo で「Poly
Phen-2」と入力し，「Poly
Phen-2 : prediction of
functional effects of human
nsSNPs」をクリック。

● PolyPhen-2 を開いてみよう

PolyPhen-2 は，バリアントが機能に影響するかどうかをコンピュータ予測という方法により推測する Web サイトです。具体的には，遺伝子の DNA 塩基配列の塩基1つが別の塩基に置き換わり，しかも，それが，その遺伝子から作られるアミノ酸を変化させるときに（すなわちノンシノニマスあるいはミスセンス変異のとき），その変化がその遺伝子の機能（その遺伝子から作られるタンパク質の機能）に影響を及ぼすかどうかを予測します。

導き出された結果は，あくまでコンピュータによる予測ですので，結果を検証することを忘れないように。

❶ PolyPhen-2を開く。

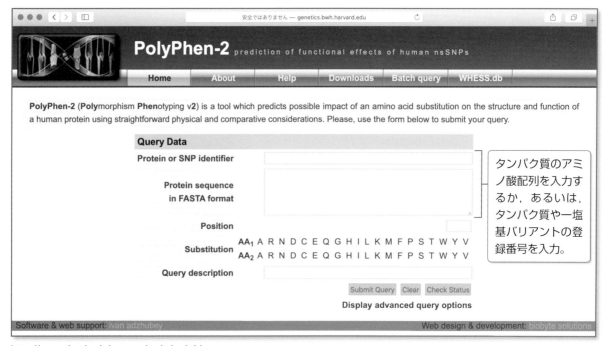

タンパク質のアミノ酸配列を入力するか，あるいは，タンパク質や一塩基バリアントの登録番号を入力。

http://genetics.bwh.harvard.edu/pph2/

● バリアントが何番目のアミノ酸の変化なのかを調べる

　PolyPhen-2 に入力するために，変化したアミノ酸の情報，およびそのタンパク質の参照配列を入手しましょう。ここでは，バリアント rs747249619 から出発して，NCBI サイトで変化したアミノ酸の情報と参照配列を入手し，それを用います。

❷ NCBIを開く（開く方は11ページ参照）。　　　**❺ 検索結果のページ。**

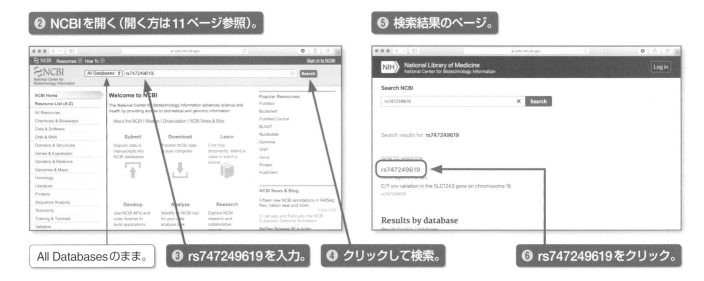

All Databasesのまま。　　**❸ rs747249619を入力。**　　**❹ クリックして検索。**　　**❻ rs747249619をクリック。**

❼ rs747249619のページが開く。

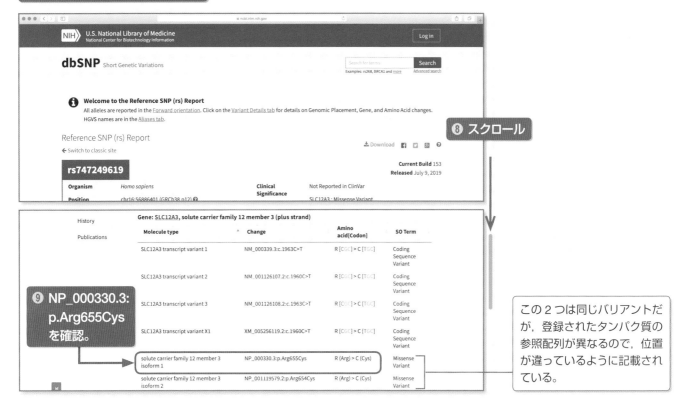

❽ スクロール

❾ NP_000330.3: p.Arg655Cys を確認。

この2つは同じバリアントだが，登録されたタンパク質の参照配列が異なるので，位置が違っているように記載されている。

● タンパク質の参照配列を入手する

NCBI から NP_000330.3 の参照配列を入手しましょう。

⑩ もう一度NCBIを開く。　⑪ NP_000330.3を入力。

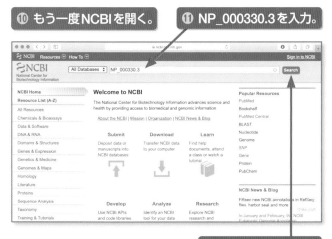

⑬ NP_000330.3のページが開く。

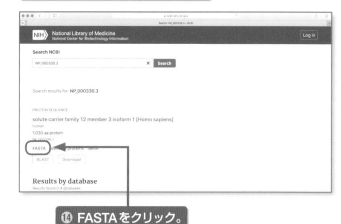

⑫ クリックして検索。

⑭ FASTAをクリック。

おっと気をつけよう

参照配列をコピーするときは，>NP から選択する。

⑮ タンパク質の参照配列が表示される。

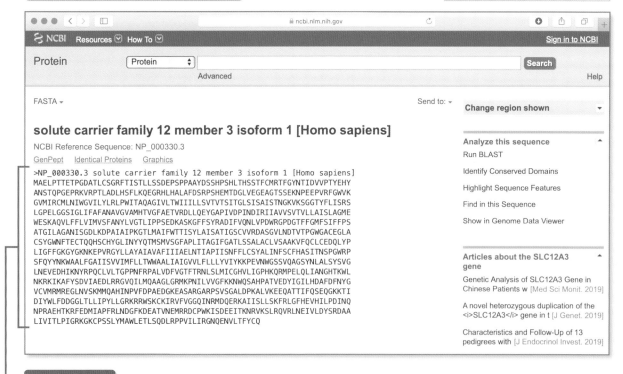

solute carrier family 12 member 3 isoform 1 [Homo sapiens]

NCBI Reference Sequence: NP_000330.3

GenPept　Identical Proteins　Graphics

```
>NP_000330.3 solute carrier family 12 member 3 isoform 1 [Homo sapiens]
MAELPTTETPGDATLCSGRFTISTLLSSDEPSPPAAYDSSHPSHLTHSSTFCMRTFGYNTIDVVPTYEHY
ANSTQPGEPRKVRPTLADLHSFLKQEGRHLHALAFDSRPSHEMTDGLVEGEAGTSSEKNPEEPVRFGWVK
GVMIRCMLNIWGVILYLRLPWITAQAGIVLTWIIILLSVTVTSITGLSISAISTNGKVKSGGTYFLISRS
LGPELGGSIGLIFAFANAVGVAMHTVGFAETVRDLLQEYGAPIVDPINDIRIIAVVSVTVLLAISLAGME
WESKAQVLFFLVIMVSFANYLVGTLIPPSEDKASKGFFSYRADIFVQNLVPDWRGPDGTFFGMFSIFFPS
ATGILAGANISGDLKDPAIAIPKGTLMAIFWTTISYLAISATIGSCVVRDASGVLNDTVTPGWGACEGLA
CSYGWNFTECTQQHSCHYGLINYYQTMSMVSGFAPLITAGIFGATLSSALACLVSAAKVFQCLCEDQLYP
LIGFFGKGYGKNKEPVRGYLLAYAIAVAFIIIAELNTIAPIISNFFLCSYALINFSCFHASITNSPGWRP
SFQYYNKWAALFGAIISVVIMFLLTWWAALIAIGVVLFLLLYVIYKKPEVNWGSSVQAGSYNLALSYSVG
LNEVEDHIKNYRPQCLVLTGPPNFRPALVDFVGTFTRNLSLMICGHVLIGPHKQRMPELQLIANGHTKWL
NKRKIKAFYSDVIAEDLRRGVQILMQAAGLGRMKPNILVVGFKKNWQSAHPATVEDYIGILHDAFDFNYG
VCVMRMREGLNVSKMMQAHINPVFDPAEDGKEASARGARPSVSGALDPKALVKEEQATTIFQSEQGKKTI
DIYWLFDDGGLTLLIPYLLGRKRRWSKCKIRVFVGGQINRMDQERKAIISLLSKFRLGFHEVHILPDINQ
NPRAEHTKRFEDMIAPFRLNDGFKDEATVNEMRRDCPWKISDEEITKNRVKSLRQVRLNEIVLDYSRDAA
LIVITLPIGRKGKCPSSLYMAWLETLSQDLRPPVILIRGNQENVLTFYCQ
```

Analyze this sequence

Run BLAST

Identify Conserved Domains

Highlight Sequence Features

Find in this Sequence

Show in Genome Data Viewer

Articles about the SLC12A3 gene

Genetic Analysis of SLC12A3 Gene in Chinese Patients w [Med Sci Monit. 2019]

A novel heterozygous duplication of the <i>SLC12A3</i> gene in t [J Genet. 2019]

Characteristics and Follow-Up of 13 pedigrees with [J Endocrinol Invest. 2019]

⑯ コピーする。

● PolyPhen-2 に参照配列とアミノ酸変化を入力する

PolyPhen-2 を開いて（⓱），参照配列とアミノ酸変化の情報を入力しましょう（⓲〜
⓴）。Summit Query をクリックすると（㉑），コンピュータが計算を始めます（㉒）。
Refresh（更新）をクリックすると（㉓），Jobs の表示が変わり，作業状況が表示されます。

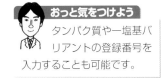
おっと気をつけよう
タンパク質や一塩基バリアントの登録番号を入力することも可能です。

⓱ PolyPhen-2に接続する。

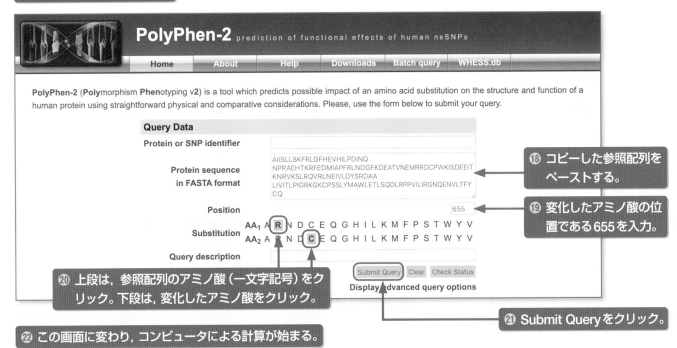

⓲ コピーした参照配列をペーストする。

⓳ 変化したアミノ酸の位置である655を入力。

⓴ 上段は，参照配列のアミノ酸（一文字記号）をクリック。下段は，変化したアミノ酸をクリック。

㉑ Submit Queryをクリック。

㉒ この画面に変わり，コンピュータによる計算が始まる。

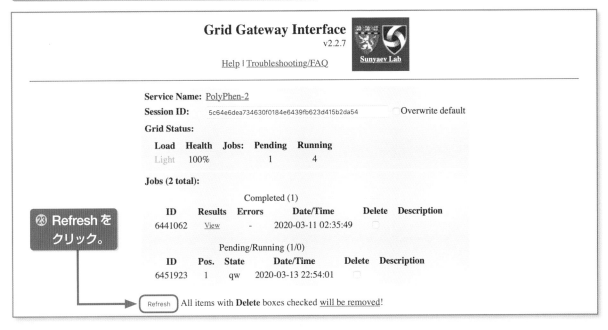

㉓ Refresh をクリック。

　　　　作業状況の画面の一番下の行に，新しい作業結果が表示されます。View をクリック
すると（㉕），機能予測の結果が表示できます（㉖）。結果の score は，0.00〜1.00 の
間の数字で示され，**1.00 に近いほどダメージが大きいとされます。**

㉔ **View をクリック。結果が表示される。**

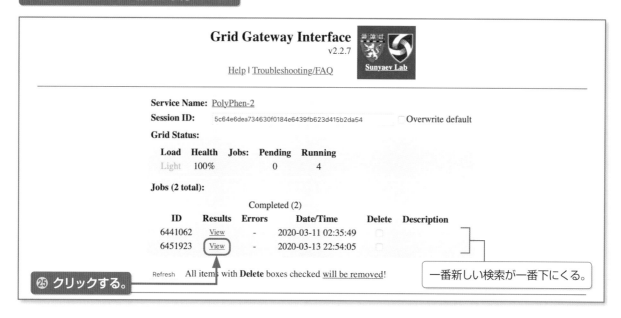

㉕ **クリックする。**

一番新しい検索が一番下にくる。

㉖ **結果の表示画面。**

㉗ **PROBABLY DAMAGING（おそらく遺伝子の機能に影響がある）という表示。**

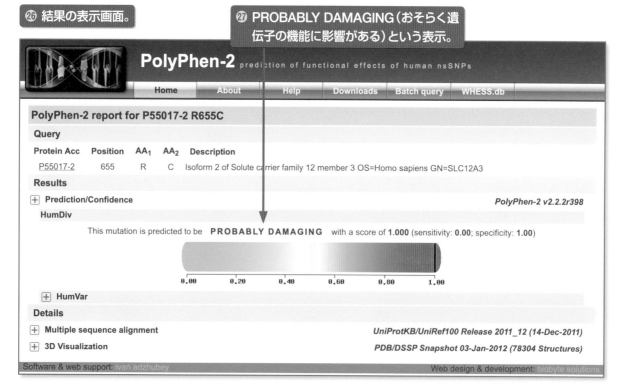

メモ｜PolyPhen-2はこんなサイト

● 米国ボストンの Brigham and Women's Hospital の Ivan A Adzhubei らが報告（*Nature Methods* 2010；7（4）：248-249）。Polymorphism phenotyping から命名された。
● 1個の塩基が別の塩基に置換することによって別のアミノ酸配列に変わる nonsynonymous（非同義，あるいはミスセンス変異といわれてきたもの）が，タンパク質の機能に影響をもたらすかどうかをコンピュータソフトを用いて予測する。
● 進化的保存状態，アミノ酸の変化などの情報をもとにどの程度機能を保っているかを予測。
● 結果は，0.00〜1.00の間の数字で示される（1.00に近いほどダメージが大きい）。
● 無料で学術機関，非営利組織に情報を提供している。
● アカウントを登録する必要がなく，使用できる。

メモ

一塩基の「変化」の意味はいろいろ

化学的な性質の違いから，塩基は2種類に分かれます。
AとGはプリン塩基，CとTはピリミジン塩基といいます。
　プリンどうしあるいはピリミジンどうしの変化は，プリンとピリミジン間の変化よりも，影響が少ないことが多いので，ここは大事なポイントです。

　プリン（A，G）
　　↕
　ピリミジン（C，T）
は影響が大！

コラム 機能予測データベースはどんなときに使う？

　PolyPhen-2 や次に紹介する PROVEAN などを使うときはこんな状況です。患者さんの DNA サンプルを塩基配列決定して，その塩基配列を参照配列と比べたところ，1個の塩基が変化していることが判明したとします。具体的には，塩基配列決定の結果が下図のようなものでした。

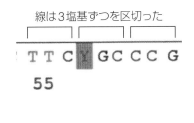

線は3塩基ずつを区切った

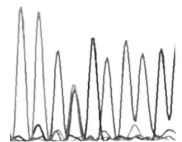

① *SLC12A3* 遺伝子の第16エクソンにCがTに置換する1塩基の変化（バリアント）が見つかった。
② これは，655番目のコドンであるCGCが，TGCに変化することを意味する。したがって，この塩基配列から作られるのは，R［Arg］（アルギニン）から，C［Cys］（システイン）に変更される。

注意：左図のYは，ピリミジンを表す一文字塩基表記で，C⇔T（ピリミジンどうし）の変換であることを意味している。

おっと気をつけよう

バリアントの機能が未報告のときは？

PolyPhen-2 などで予測されたバリアントの機能について，これまでに報告がないときはどうしたらいいでしょうか。

　何度もいいますが，この予測はあくまでもコンピュータによる予測であり，本当に機能への影響があるかどうかは，研究者が実験レベルで調べて初めて確実になります。

　ですから患者さん・クライエントには，「医学の発達を待たなければならない」などと，慎重に伝えなければなりません。

　この患者さんに見つかった塩基の変化は，アミノ酸を変化させますが，それが機能に大きな影響を及ぼすのかどうかは別問題です。この結果だけからでは，判断できません。そこで PolyPhen-2 や PROVEAN などで調べてみようということになります。

PROVEANとSIFTでバリアントの機能を予測する

PolyPhen-2と同じように，遺伝子のバリアントがタンパク質の機能にどのような影響を及ぼすかを予測するデータベースです。PROVEANへの1回の入力で，PROVEANとSIFTの両方の予測結果が出力されます。

ここを見よ

PROVEANへの入り方は？
GoogleやYahooで「PROVEAN」と入力して，検索。「PROVEAN Home」を開く。

● PROVEANを開いて入力しよう

PROVEANはアミノ酸1個の置換やインデルの影響を，SIFT (Sorting Intolerant From Tolerant) はアミノ酸1個の置換の影響を予測するデータベースです。PROVEANを用いると，両方の予測結果が表示されます。ここでは，PROVEANを用いて，ヒトの*SLC12A3*遺伝子のバリアントについて調べてみましょう（❶, ❷）。

❶ PRVEANを開く。

❷ 生物種としてHumanをクリックして選択。

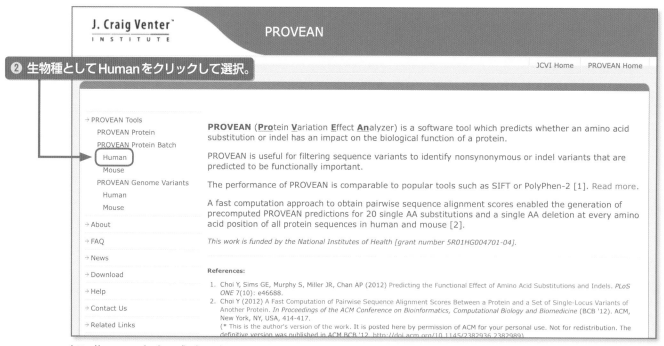

http://provean.jcvi.org/index.php

メモ｜PROVEANはこんなサイト

PROVEANの結果のscoreが−2.5より低いとDeleterious（影響がある），−2.5より大きいとNeutral（影響がない）と表示されます。

● PROVEAN に入力する

　ヒトの遺伝子バリアントの入力ページが開きます（**❸**）。タンパク質の登録番号，ア
ミノ酸変化の情報を入力します（**❹**）。

❸ バリアントの入力ページが開く。

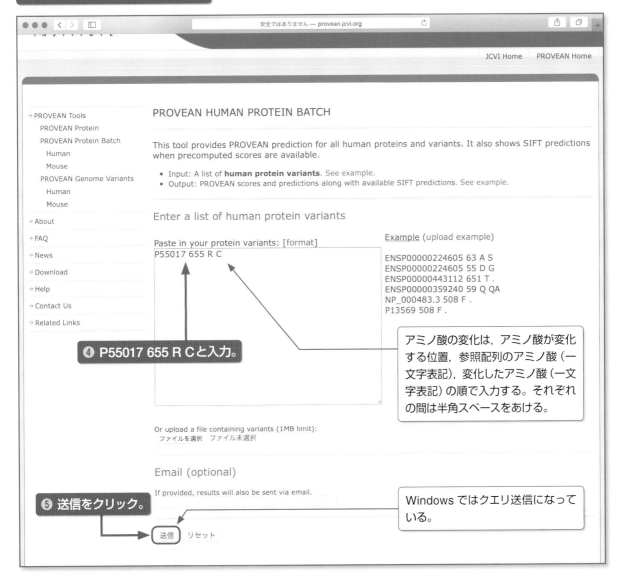

❹ P55017 655 R Cと入力。

アミノ酸の変化は，アミノ酸が変化する位置，参照配列のアミノ酸（一文字表記），変化したアミノ酸（一文字表記）の順で入力する。それぞれの間は半角スペースをあける。

❺ 送信をクリック。

Windows ではクエリ送信になっている。

▌メモ｜ SIFT はこんなサイト

SIFT の結果の score は 0.00 から 1 の値で示されます。0.05 より小さいと Damaging（影響がある），それ以上は Tolerated（影響がない）とされますが，0.05 から 1 は Possibly damaging（おそらく影響がある）と解釈することもあります。

画面が短時間で入れ替わり，Results のページが開きます（❻）。View result table をクリックすると（❼），予測結果が見られます（❽）。PROVEAN の結果は「Deleterious」，SIFT の結果は「Damaging」でした（❾，❿）。

❻ 短時間で画面が入れ替わり，Result のページが開く。

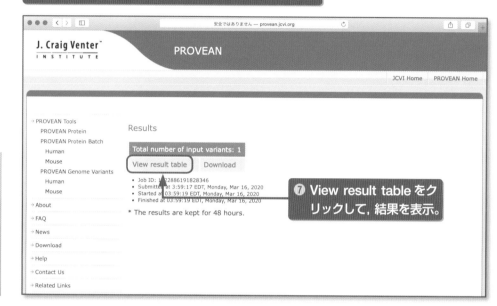

おっと気をつけよう

カットオフ値とは？

カットオフ値とはある検査の陽性と陰性とを分ける値のこと。病態識別値ともいいます。カットオフ値に近い値を示す場合，偽陽性や偽陰性を含んでいますので，その場合は陽性と陰性とを明確に区別するものではなくなります。

❼ View result table をクリックして，結果を表示。

❽ 予測結果の表示。

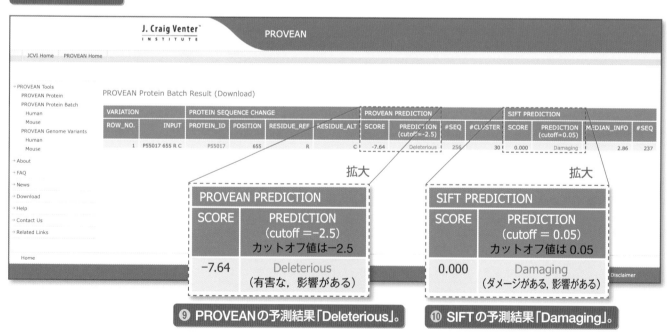

❾ PROVEAN の予測結果「Deleterious」。

❿ SIFT の予測結果「Damaging」。

4 章

がんに関係する
バリアントを調べよう

　んゲノム医療の目玉である「がん遺伝子パネル検査（現「プロファイリン
グ検査」）」が 2019 年 6 月に保険適用となりました。患者さんの治療に
役立つ塩基配列変化（バリアント）の有無を調べる検査体制が，国をあげて整
えられました。しかし，調べた範囲内にこれといったバリアントが見つからず，
合う薬がないということもあり，見つかったバリアントの評価は容易とは限り
ません。あるいは，子孫に伝わるようなバリアントがたまたま見つかることも
あります。

　ここでは，がんのバリアントが見つかった際に有用な情報を与えてくれるサ
イトを紹介します。

この章
の内容

4.1 がんの遺伝子を調べる意義は？

4.2 COSMIC でがんに関連する遺伝子を調べる

4.3 CIViC でがんのバリアントの臨床的解釈をチェックする

4.1 がんの遺伝子を調べる意義は？

がんに関係する遺伝子に塩基配列のバリアントが見つかった場合，その情報から，がんを起こした原因や，効きやすい薬の存在，副作用が起こりやすいタイプかどうか，子孫に伝わるかなど，様々なことがわかる可能性があります。

がんは，細胞の遺伝子が変化（変異）し，制御できない増殖（自己増殖）を起こしたものです。この本では，遺伝子の変化のことをバリアントと呼んでいますが，がんでは，病態に直接かかわっているバリアントは変異と呼ばれることも多いです。

がんの遺伝子を調べる検査は，遺伝子関連検査のうちのどれに分類されるでしょうか。それは，体細胞遺伝子検査と遺伝学的検査に分かれます。「遺伝しないがん」と「遺伝するがん」があるからです。

● がんの体細胞遺伝子検査

体細胞遺伝子検査は，子孫に遺伝しないがん（遺伝型を伝えない）の検査といえます。体細胞は，英語で somatic cell と呼ばれます（6 ページ参照）。たとえば，体のどこかにがんができて，ある程度の大きさがある場合，そこに針を刺したり，切除したりして，それをサンプルとして検査します（表1）。また，顕微鏡での病理診断によって，がん細胞の形態かどうかを確かめます。さらに，それを補うために，そのがん細胞の遺伝子の塩基配列を調べ，がんでない細胞と比較します。その結果，がん細胞に特有の塩基配列やその変化が見つかれば，確定診断につながったり，あるいは特定の薬が有効であるとわかったりすることがあります。がんのことを「（悪性）新生物」と呼びますが，がんはまさに体に巣くったエイリアンのごとく，その DNA が異なっているのです。

あるがんについて，いろいろな人で遺伝子を調べてみると，多様な組織で多様なバリアントが見つかることがあります。図1 は，そのイメージを表したものです。マトリックス〔数学の行列（行と列）の意味〕のようですね。複数の組織と遺伝子が複雑な関係を示しています。どのバリアントが発症に結びつくかは，個人差や組織間差がありうるのです。したがって，単一遺伝子疾患の場合とは異なるバリアントのカタログが必要になります。その 1 つが 106 ページで紹介する COSMIC です。

● 遺伝性のがんは遺伝学的検査を行う

がんの中には，親から子へ伝わる可能性が高い遺伝的ながん（遺伝型を伝える）もあります。アンジェリーナ・ジョリーで有名になった遺伝性乳がん・卵巣がん症候群はこれに当たります。これらのがんの検査のサンプルとしては，がん細胞ではなく，採取しやすい血液の白血球を調べることが一般的です（造血器腫瘍を除く）。がんと生殖細胞

おっと気をつけよう

「がん」と「癌」の違いは？

「がん」はすべての悪性腫瘍を指すのに対して，「癌」は上皮細胞の悪性化したものだけを指します。上皮細胞には皮膚，消化管や肝臓，肺など多様な臓器が含まれます。がんには，上皮細胞の悪性腫瘍（癌）のほかに，肉腫，造血器腫瘍（白血病・リンパ腫など），脳腫瘍なども含まれます。

メモ

患者さんのがん細胞の塩基配列は何と比較する？

患者さんのがん細胞の遺伝子の塩基配列を何と比較して変化（変異）があるか調べるかというと，2 通りあります。1 つは，その患者さんのがんでない部分（血液など）の細胞を用いる場合です。もう 1 つは Web サイトにある参照配列を用いる場合です。

表 1 「遺伝しないがん」と「遺伝するがん」の違い

	遺伝しないがん		遺伝するがん	
がんとは	細胞内の遺伝子の変化によって勝手に増殖するようになったもの			
起源となった細胞	受精卵以後に増殖したいわゆる体の一部の細胞（体細胞：ソマティック セル）		精子・卵子とその元の細胞（生殖細胞系列*4：ジャームライン）	
その遺伝子の変化がある細胞	がん組織とされた体の一部の細胞		全身の細胞	
特徴	自然発生的（子孫に遺伝型を伝えない）後天的		遺伝的（子孫に遺伝型を伝える）先天的	
原因・関連している塩基配列変化	複数の遺伝子のバリアントが関与*1		1 つの遺伝子（単一遺伝子疾患）が原因になっている	
検査の呼称	体細胞遺伝子検査*2		遺伝学的検査	
がん全体に占める割合	多くのがん		一部のがん	
関連遺伝子名	単一遺伝子疾患の原因ではないと考えられているもの	単一遺伝子疾患の原因にもなるが体細胞の変化にもなるもの	原因遺伝子が判明しているもの	原因遺伝子が判明していないもの
	*3	TP53，RET など	BRCA1，BRCA2，RB1，MEN1，RET（多発性内分泌症候群 2 型），TP53（Li-Fraumeni 症候群）など	今後判明していくものが多いと考えられる

*1 がんにおける体細胞での関連遺伝子について，「ドライバー遺伝子」は，その変異の本体が，がん化に直接かかわっている運転手役の遺伝子であり，「パッセンジャー遺伝子」は，がん化した細胞に間接的に起こっている乗客役の遺伝子を言います。
*2 体細胞遺伝子検査で検出されたバリアントと生殖細胞系列遺伝子検査（遺伝学的検査）のバリアントを比較するための後者のサンプルは，通常リンパ球を用いることが多いのですが，造血器腫瘍では口腔粘膜細胞や皮膚線維芽細胞を用います。
*3 EGFR，ERBB2 は体細胞のみに変化（バリアント）が検出される症例が多いが，稀な症例としてジャームラインバリアントも報告されている。
*4 生殖細胞系列の遺伝学的検査にはリンパ球を用いることが多く，検査のための採血を行います。

私のオススメ
原因遺伝子と関連遺伝子

遺伝するがん（単一遺伝子疾患）では，病因となる遺伝子を「原因遺伝子」と呼びますが，遺伝しないがんでは，通常，多数の遺伝子が病気や治療に関係するので，「関連遺伝子」などと呼ぶのがふさわしいです。

私のオススメ
バリアントと変異

バリアント（多様体）は，「多型」と「変異」を含む DNA 塩基配列の個人差です（68 ページのコラム参照）。

がんの原因となっているバリアントは変異と言ってもよいのですが，断言するのは困難なことも多く，やはり「バリアント」がしっくりくることが多いです。

（精子や卵）以外は，原則，全身の 37 兆個の細胞はすべて同じ DNA 塩基配列を持っているので，どの細胞を採取してもいいのですが，血液は雑菌がほとんどなくサンプルとしては良好です。この検査は遺伝子関連検査のうちの遺伝学的検査の範疇に入ります。なお，原因遺伝子が見つかっていないものも多数あると考えられます（図 2）。

また，いくつかのがんの体細胞では TP53 遺伝子や，RET 遺伝子に変化が検出されます。しかし，これらの遺伝子の変異が生殖細胞系列で起こると，遺伝性疾患である Li-Fraumeni 症候群や，多発性内分泌腫瘍症 2 型が引き起こされます。次世代シークエンサーを用いたがんゲノムの解析を行う際には，遺伝子の体細胞変異を調べますが，た

		甲状腺	大腸	皮膚	腎臓	その他
A遺伝子	バリアント1	多い	中くらい	多い	ない	中くらい
	バリアント2	ない	多い	多い	少ない	中くらい
B遺伝子	バリアント3	ない	ない	少ない	ない	中くらい
	バリアント4	ない	ない	ない	ない	少ない
C遺伝子	バリアント5	ない	ない	ない	ない	少ない
	バリアント6	ない	ない	ない	ない	少ない
AとB癒合遺伝子	バリアント7	中くらい	ない	ない	ない	少ない
	バリアント8	少ない	ない	ない	ない	少ない
AとC融合遺伝子	バリアント9	ない	ない	少ない	ない	少ない
	バリアント10	ない	ない	ない	ない	少ない

それぞれのバリアントが検出される組織とその頻度はさまざまである。

人によって遺伝子のバリアントは異なる。

人によって効く薬, 効きづらい薬がある。

図1　あるがんをいろいろな人で調べた結果のイメージ

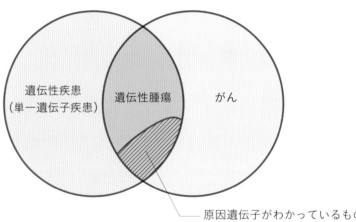

図2　単一遺伝子疾患とがんの概念

メモ

生殖細胞系列と生殖細胞の違いは？

生殖細胞系列（ジャームライン）とは，生殖細胞の源である始原生殖細胞から最終産物である卵子や精子に至るまでの生殖細胞の総称と定義されます。しかし，一般に臨床遺伝学では生涯変わらず，人体の37兆個といわれる全細胞のDNA塩基配列が一個人で同じであるという概念を指すことが多いです。生殖細胞は精子や卵子と考えてよいでしょう。

またま生殖細胞系列のバリアント (germline variant) が見つかることがあります (表2)。この所見を二次的所見 (secondary findings) といいます。

表2　単一遺伝子疾患とがんの特徴のまとめ

	単一遺伝子疾患	がん
原因遺伝子・関連遺伝子	1つ	複数
組織でのバリアント	すべて同一	複数
バリアント	複数（1つの遺伝子の中に複数存在。罹患者ごとに異なる）	複数
治療・薬剤	シャペロン療法，酵素補充など	分子標的治療薬＊（感受性薬剤と耐性薬剤あり）など

＊コンパニオン診断によって，効き目のある分子標的治療薬（感受性薬剤）を選ぶことができることがありますが，効き目のない（弱い）薬剤（耐性薬剤）がわかることがあります。

● *de novo*（デノボ）の変異が原因のがん

　疾患を持つ子どもの両親の血液を調べても疾患の原因（変異）がないのに，遺伝性疾患が起きることがあります。この場合，子に初めて変異が発見され，*de novo*（デノボ）とか突然変異と呼ばれます。これは，実際には，一方の親の生殖細胞（精子か卵子）の段階で新しい変異が生じたと考えられます。ですから，その子がたった1個の受精卵の時点ですでに突然変異が存在することになります。この場合，上記に記載した遺伝するがんと同じように，遺伝学的検査の範疇に入ります。なお，がんではなく，*de novo*の遺伝性疾患の場合も，遺伝学的検査の範疇に入ります。

● がんゲノム医療が始まった

　近年，白血病，リンパ腫，大腸がん，肺がん，乳がんなど多くのがんのうち，特定のDNA塩基配列を持ったものに対して，特定の薬剤である分子標的治療薬が使用されるようになってきています（コンパニオン診断）。

　2019年6月には，がんゲノム医療の一環として「がん遺伝子パネル検査」が保険適用になりました。ここでいうパネルとは，「あらかじめ解析する遺伝子を決めておいたキット」と考えればわかりやすいでしょう。現在は，がんゲノムプロファイリング検査と呼ばれるようになりました。プロファイリングは「情報を集め分析する」という意味です。

　固形がん（血液がん以外のがん）の病理組織検体などが採取された患者さんを対象とし，がんゲノム医療中核拠点病院，がんゲノム医療拠点病院，がんゲノム医療連携病院で受付け，がんゲノム情報管理センター（Center for Cancer Genomic and Advanced Therapeutics：C-CAT，シーキャットと呼びます）への情報登録，拠点病院でのエキスパートパネルと呼ばれる合同カンファレンスを経て，患者さんに結果が伝えられます。子孫に伝わるような二次的所見が見つかることもあり，検査の前後での遺伝カウンセリングが欠かせません。

| メモ |

コンパニオン診断
医薬品の効果や副作用を，投与前に予測するために行われる臨床検査のことをいいます。コンパニオンは「付き添い」という意味です。

COSMICでがんに関連する遺伝子を調べる

COSMICは，がんに関連するバリアント（体細胞バリアント/変異）の情報を集めた巨大なカタログです。バリアントの臨床的解釈を確認したり，臓器・組織別にバリアントを検索したりできます。

📖 ここを見よ

COSMICへの入り方は？
GoogleやYahooで「COSMIC」と入力して，検索。「COSMIC」を開く。

症例
- 患者さんの背中に皮膚がんが見つかった。
- 組織診の結果，悪性黒色腫が見つかった。
- *BRAF*遺伝子のV600Eが見つかった。

● COSMICを開いて，バリアントを検索してみよう

　COSMICは，がんに関連するバリアントの情報を集めたデータベースです。遺伝子のバリアント（変異）を入力すると，それについて報告されている情報が入手できます。たとえば，バリアントが病的かどうか，どの臓器・組織でどんなバリアントが多いかなどがわかります。

　ここでは，患者さんの背中に皮膚がんが見つかった例を考えてみましょう。組織診の結果，悪性黒色腫であることがわかり，ゲノムの塩基配列解析の結果，*BRAF*遺伝子のバリアント，V600E（600番目のアミノ酸がVからEに変化）が検出されたとします。このバリアントが病的かどうかを調べてみましょう。

　また，最後に，FATHMM prediction（バリアントの機能予測）を直接行う方法も紹介します。

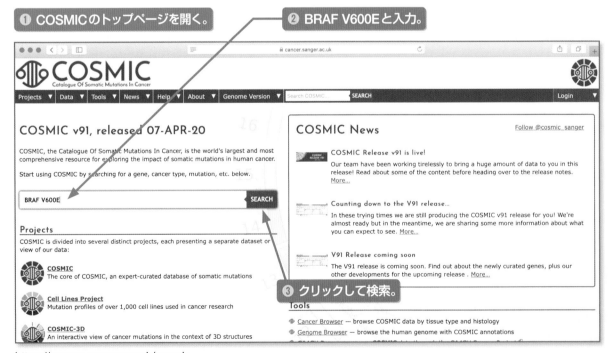

https://cancer.sanger.ac.uk/cosmic

BRAF V600E の検索結果のページが開きます。*BRAF* V600E は，600 番目のアミノ酸 V（バリン）が E（グルタミン酸）に変化したバリアントを指しますが，その種類（置換や欠失）がリストされています。これは，ゲノム塩基配列解析によって，コード配列の 1799 番目の塩基が T から A に置換していることがわかっていたとします。そのバリアントについて調べてみましょう。

> **おっと気をつけよう**
> COSMIC のトップページの検索窓に入力できるのは，遺伝子名，疾患名，がんの部位，バリアントの簡単な表記法です。HGVS のフル表記や rs 番号では検索できないことが多いので，注意してください。

❹ *BRAF* V600Eのページが開く。

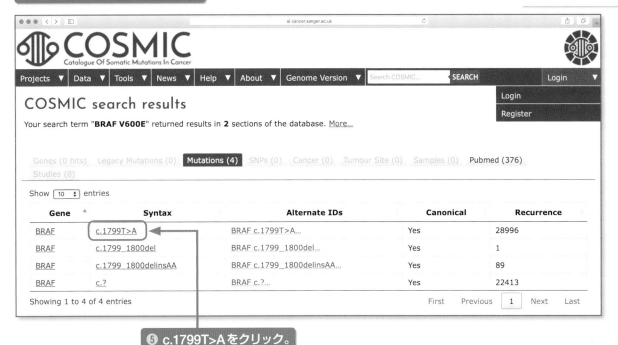

❺ c.1799T>Aをクリック。

メモ COSMIC はこんなサイト

- 英国ケンブリッジにあるウェルカム・トラスト・サンガー研究所のストラットン（Michael Stratton）のグループが管理している。https://cancer.sanger.ac.uk/cosmic
- Catalogue Of Somatic Mutation In Cancer の頭文字をとって COSMIC と命名された。
- 体細胞変異に関連した詳細な情報が格納されており，それを検索して調べることができる。
- 無料
- アカウントを登録する必要がなく，使用できる。
- まだ完全ではなく，ほかにもがんに関係する遺伝子の変化がたくさんあるはずだと誰もが考えている。

メモ COSMIC のマークはかに座のマークに似ている！

数字の「6」と「9」を3本の直線でつないだ COSMIC のマーク。かに座のマークに似ていますね。かに座は英語で「Cancer」。がんの語源といっていいのです。

COSMIC には，もう1つマークがあります。これは，その遺伝子がどのような機能を持つかを表す図ですが，占星術のホロスコープのようにも見えます。英語の「cosmic」は「宇宙の」という意味なので，まさに広大なカタログにふさわしい！ ところで，COSMIC のマークの6と9の間の直線3本の意味は？ 知っている方，教えてください。

 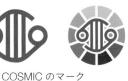 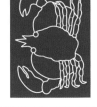

COSMIC のマーク　　　かに座のマーク

　バリアント（アミノ酸の変化が *BRAF* V600E で，塩基変化が c.1799T>A）のページが開きました。FATHMM prediction には，バリアントの機能予測がスコアで表示されています。下方にスクロールすると，このバリアントがどの臓器・組織のがんに多く検出されるかがわかります。

❻ *BRAF* V600Eでc.1799T>Aのページが開く。

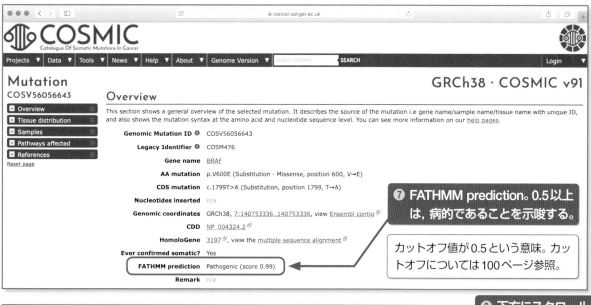

❼ FATHMM prediction。0.5以上は，病的であることを示唆する。

カットオフ値が0.5という意味。カットオフについては100ページ参照。

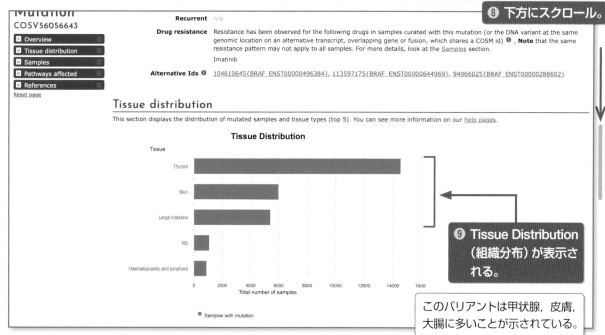

❽ 下方にスクロール。

❾ Tissue Distribution（組織分布）が表示される。

このバリアントは甲状腺，皮膚，大腸に多いことが示されている。

● ある臓器・組織に多い遺伝子バリアントが何かを調べることもできる

　今度は，がんが発生した臓器，組織，その組織診別に，どんな遺伝子バリアントが多く報告されているかを検索してみましょう。背中に悪性黒色腫が見つかった場合を例に取り上げましょう。Tools のプルダウンメニューから Cancer Browser をクリックすると，それらを選択する画面が表示されます。

メモ 組織診と細胞診

両方とも，体からとってきたサンプルを標本（スライドグラス）にし，顕微鏡で見て病理診断をすることです。組織診は手術や針などによる処置によって切除した比較的大きいものを，細胞診は針で吸引したり，分泌液などを採取したものを用います。

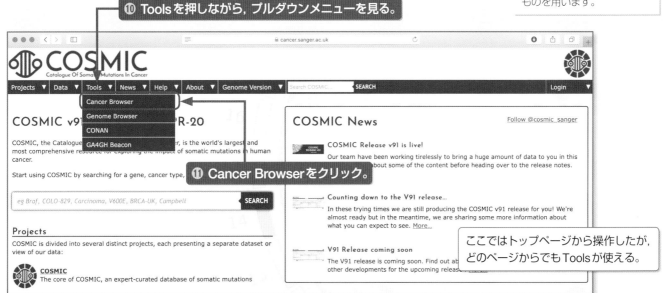

⑩ Toolsを押しながら，プルダウンメニューを見る。

⑪ Cancer Browserをクリック。

ここではトップページから操作したが，どのページからでもToolsが使える。

⑫ Cancer Browserのページが開く。

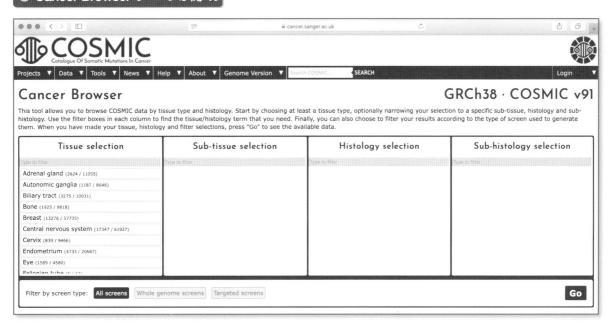

組織，サブ組織，組織診，サブ組織診の順序で，どんな遺伝子バリアントが多く報告されているかを検索できます。背中に悪性黒色腫が見つかったとし，組織として「皮膚」，サブ組織として「背中」，組織診として「悪性黒色腫」を選択してみましょう。

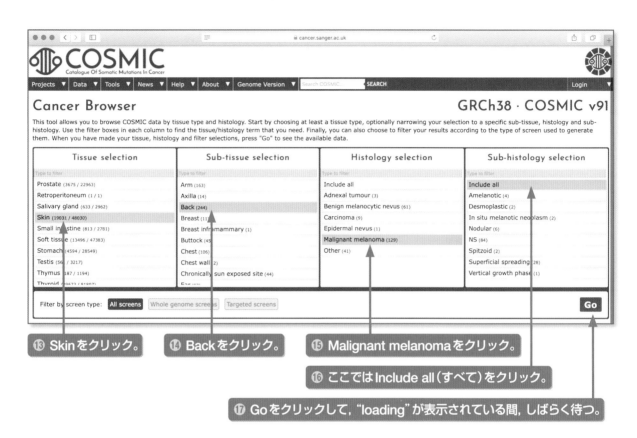

⑬ Skinをクリック。

⑭ Backをクリック。

⑮ Malignant melanomaをクリック。

⑯ ここではInclude all（すべて）をクリック。

⑰ Goをクリックして，"loading"が表示されている間，しばらく待つ。

⑲ 変異のある遺伝子のリストが表示される。

⑱ 下方にスクロール。

⑳ Genes with mutationsをクリック。

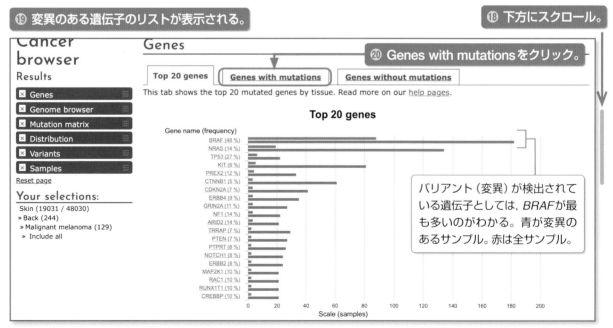

バリアント（変異）が検出されている遺伝子としては，*BRAF*が最も多いのがわかる。青が変異のあるサンプル。赤は全サンプル。

この症例では *BRAF* 遺伝子のバリアントが多いことがわかったので，次に *BRAF* 遺伝子ではどんなバリアントが報告されているかを調べてみましょう。

㉑ Genes with mutationsのページが開く。

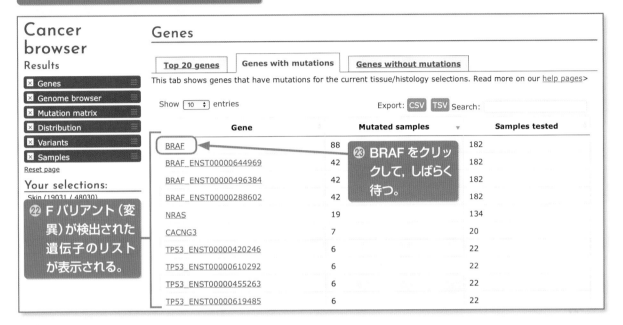

㉔ *BRAF*遺伝子（横軸）に沿って，バリアント（変異）のヒストグラムが表示される。

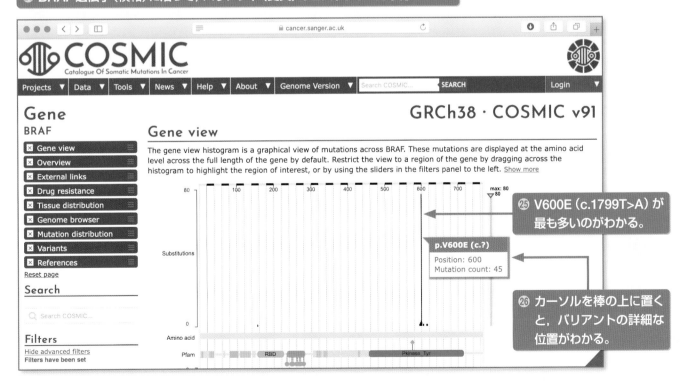

● FATHMM prediction（バリアントの機能予測）を自分で行ってみる

fathmmMKL は，SNV（一塩基バリアント）の機能予測を行うサイトです。バリアントの染色体上の位置を入力するので，ClinVar などで染色体上の位置を確認しておくことが必要です。ここでは，*BRAF* V600E，c.1799T>A について調べてみましょう。

まず 76 ～ 77 ページで紹介したのと同様のやり方で，NCBI の検索窓に「BRAF V600E」と入力し，検索した結果から ClinVar を選択して，このバリアントのページを開きます（❶）。そこで，染色体上の位置を確認します。

❶ ClinVarを開いて，バリアントの染色体上の位置を確認する。

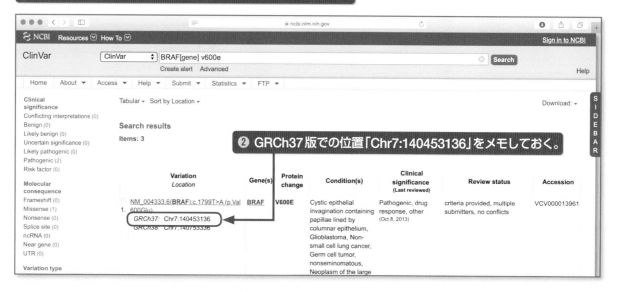

❷ GRCh37 版での位置「Chr7:140453136」をメモしておく。

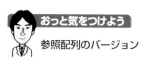
ここを見よ

fathmmMKL への入り方は？
Google や Yahoo で「fathmm MKL」と入力して，検索。

おっと気をつけよう

参照配列のバージョン

fathmmMKL はヒトゲノム参照配列のバージョン GRCh37/hg19 を基本にしています。GRCh38/hg38 での位置を入力してはいけません。

❸ fathmmMKLを開く。

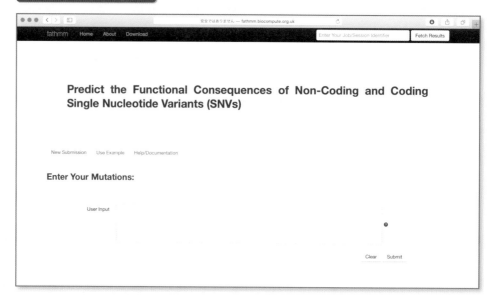

fathmmMKL の検索窓にバリアントの染色体上の位置を入力し，予測を開始します。
108 ページに示した COSMIC での FATHMM 予測結果（score 0.99）と一致していますね。

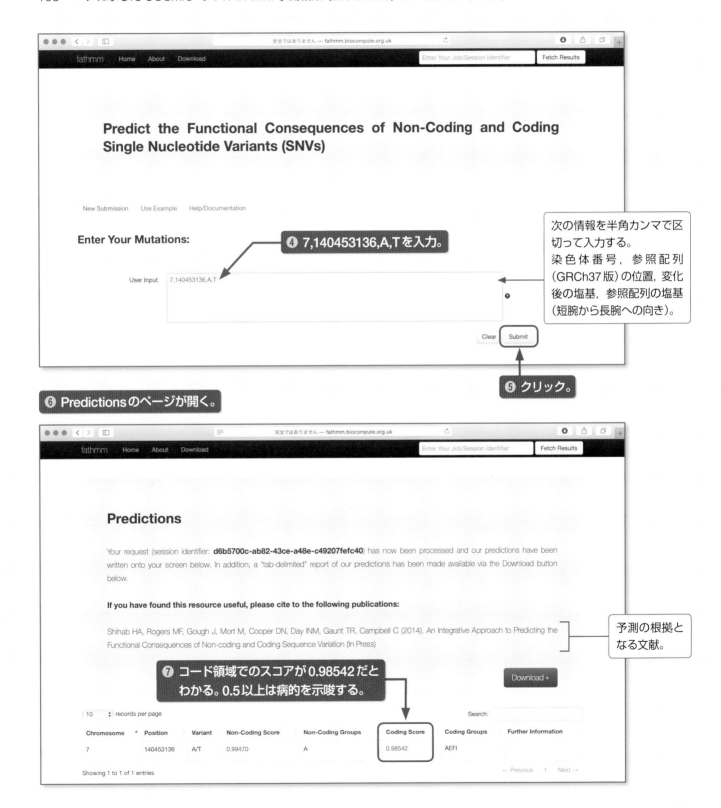

❹ **7,140453136,A,Tを入力。**

次の情報を半角カンマで区切って入力する。
染色体番号，参照配列（GRCh37版）の位置，変化後の塩基，参照配列の塩基（短腕から長腕への向き）。

❺ **クリック。**

❻ **Predictionsのページが開く。**

❼ **コード領域でのスコアが 0.98542 だとわかる。0.5以上は病的を示唆する。**

予測の根拠となる文献。

4.3 CIViCでがんのバリアントの臨床的解釈をチェックする

CIViC では，がんにおいて見つかったバリアントが，がんの発症に関与しているか，どのような薬が効くのかなどの情報が確認できます。CIViC は Clinical Interpretation of Variants in Cancer の略で，シビックと読みます。

📖 **ここを見よ**

CIViC への入り方は？
Google や Yahoo で「civic gene」と入力して，検索。「CIViC: Home」を開く。

● *BRAF* 遺伝子のバリアントについて調べてみよう

CIViC は，がんに関連するバリアントの臨床的解釈を集めたデータベースで，専門家により検証されています。バリアントに関連するがんの種類，治療薬などがエビデンスレベルとともに示されています。

ここでは，*BRAF* 遺伝子のバリアント V600E（600 番目のアミノ酸が V から E に変化している変異）の皮膚がんにおける影響を調べてみましょう。

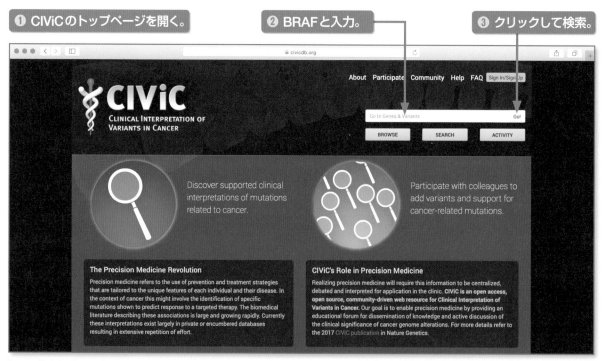

https://civicdb.org/home

　BRAF 遺伝子のページが開きました（**❹**）。下方にスクロールすると，バリアント（アミノ酸の変化）がリストされています。**！**マークの色は，エビデンスの状況（証拠の有無などの状況）を表しています（色の意味は 116 ページの左表を見てください）。

　目的のバリアント V600E を選んでクリックすると（**❻**），そのバリアントのページが開きます。

❹ *BRAF*遺伝子のページが開く。

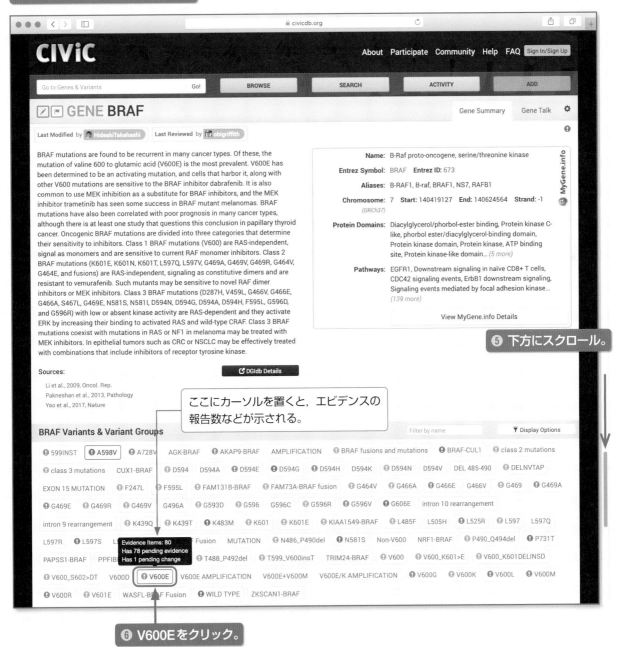

❺ 下方にスクロール。

ここにカーソルを置くと，エビデンスの報告数などが示される。

❻ V600Eをクリック。

BRAF 遺伝子の V600E のページが開きました。がんの種類ごとに，エビデンスの状況，有効な薬，エビデンスレベル（証拠のレベル）などが示されています。

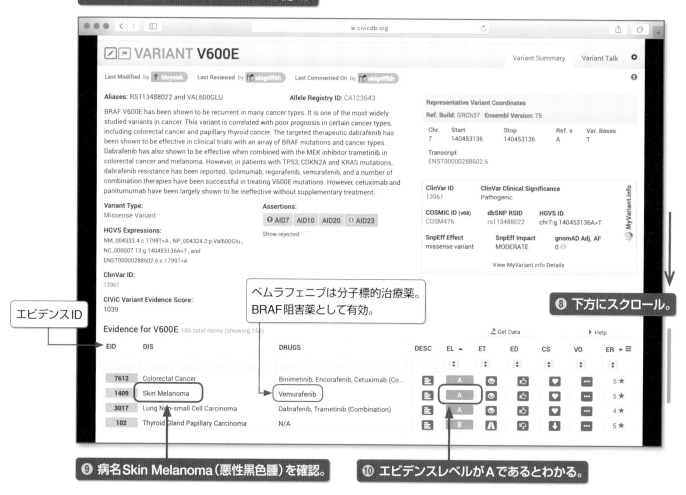

メモ | エビデンスの状況の色による分類

リストの !マークの色		EID（エビデンス ID）	
青	❗	緑 evidence（証拠）あり	
オレンジ	❗	オレンジ pending evidence（証拠待ち）が 1 つ以上あり	
赤	❗	EID 表示なし pending change（変化修正待ち）が 1 つ以上あり	

メモ | CIViC でのエビデンスレベル

A	がんとの関係が検証されている
B	予後不良などの臨床データがある
C	症例報告がある
D	臨床前の実験的データのみ
E	推察の域で，直接的でないデータ

5 章

その他の有用な
データベースも見てみよう

遺伝子関連検査・診断に有用なデータベースはたくさんあります。これまでの章で詳しく取り上げていないものの中から，

- ●ゲノム情報
- ●バリアント登録情報
- ●ソフトウェアによる機能予測
- ●がん関連
- ●日本人のデータベース
- ●日本語の Web サイト

に関する有用なものを選んで，トップページと特徴を紹介します。

　5.1 その他の有用なデータベース一覧

遺伝子関連検査・診断に有用なデータベースはたくさんあります。これまでの章で詳しく取り上げていないものの中から，ゲノム情報，バリアント登録情報，ソフトウェアによる機能予測，がん関連，日本人のデータベース，日本語の Web サイトに関するものを紹介します。

● いろいろなデータベースも試してみよう

ゲノム情報

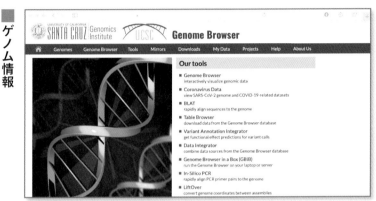

UCSC Genome Browser

米国 University of California, Santa Cruz (UCSC) が開発・維持している。Browser とは閲覧ソフトという意味。ヒトをはじめとする脊椎動物やショウジョウバエ，酵母などさまざまな生物のゲノム情報が含まれている。繰り返し配列や逆相補鎖表示などの解析と提示に優れている。

https://genome.ucsc.edu

BLAST

類似する配列の検索，いわゆる homology search（相同性検索）に用いられる。塩基配列とアミノ酸配列のどちらからでも検索可能。配列の類似性をもとに機能を類推ことに使える。PCR 法のプライマー設計時にもよく利用される。BLAST は Basic Local Alignment Search Tool の略。

https://blast.ncbi.nlm.nih.gov/Blast.cgi

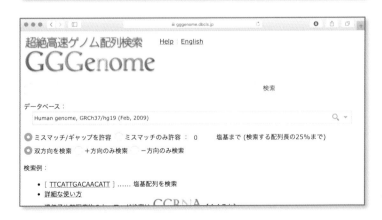

GGGenome (ゲゲゲノム)

超絶高速ゲノム配列検索ツールがうたい文句。代表的なモデル生物のゲノム（350 種以上），転写産物のデータベースを対象に配列を検索できる。6 塩基以上の配列が検索可。ライフサイエンス統合データベースセンター（DBCLS）が提供。確かに速い。

https://gggenome.dbcls.jp/ja/

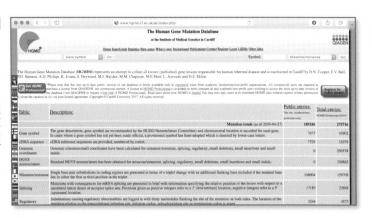

バリアント登録情報

HGMD (Human Gene Mutation Database)

ヒト遺伝性疾患関連遺伝子の生殖細胞系列におけるバリアントについての情報のデータベース。SNVのほか，反復配列の増幅，大きな欠失，挿入，重複や遺伝子の再構成などが含まれている。使用には登録が必要。無料のPublic版と，より網羅的な有料版がある。

http://www.hgmd.cf.ac.uk/ac/index.php

ソフトウエアによる機能予測

Mutation Taster

バリアントが疾患の原因となる可能性がどのくらいかを推定できるソフトウェア。mutationのテイスター（味見をする人）とは，巧みなネーミングですね。アミノ酸置換，イントロンやシノニマスの置換や挿入欠失にも対応。

http://www.mutationtaster.org

がん関連

OncoKB

がんに関する臨床的エビデンスを収集するデータベース。バリアントの臨床的解釈を確認できる。遺伝子，バリアント，腫瘍，薬剤で検索可能。タンパク質の機能ドメインの図示により，バリアントの位置と頻度がわかりやすい。米国Memorial Sloan Kettering Cancer Centerが開発・維持。

https://www.oncokb.org

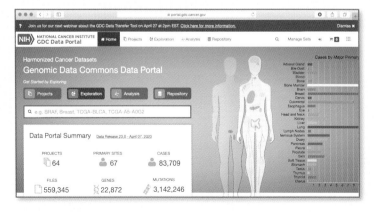

TCGA

米国のがん研究プロジェクトThe Cancer Genome Atlasによって得られたがんのゲノムのバリアント，メチル化異常，遺伝子発現変動などの情報を検索できるデータベース。TCGAの名称は，DNAの4つの塩基T，C，G，Aをもじったのでしょうか。サイトの検索は「TCGA data portal」で。

https://portal.gdc.cancer.gov

日本人のデータベース

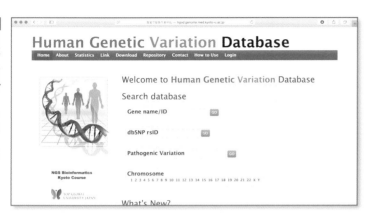

HGVD (Human Genetic Variation Database)

京都大学が管理する日本人健常者のゲノム配列を解析し，そのデータを公開。1,208 人のエクソーム配列決定と 3,248 人の遺伝型決定により得られたバリアント情報が検索できる。

http://www.hgvd.genome.med.kyoto-u.ac.jp

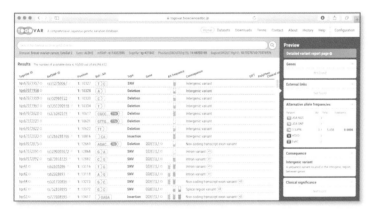

jMorp

東北メディカルメガバンクのゲノム地域住民（コホート）調査に参加した日本人健常者のデータを検索できる。SNV や挿入・欠失の番号や遺伝子名で検索できる。配列の位置情報の把握も可能。2019 年 9 月にホームページが更新された。jMorp は Japanese Multi Omics Reference Panel の略。

https://jmorp.megabank.tohoku.ac.jp/202001/

TogoVar

包括的な日本人のバリアントデータベース。個々のバリアントに付された tgv 番号は独自に付けられたもので，rs 番号とは異なるものである。SIFT，Polyphen-2 の score（数値），ClinVar の情報が掲載されている。

https://togovar.biosciencedbc.jp

日本語のウェブサイト

統合 TV

生命科学分野の有用なデータベースや Web ツールの使い方を動画で紹介するウェブサイト。日本語なのでわかりやすい。文部科学省の機関であるライフサイエンス統合データベースセンター（DBCLS）が提供する。コンテンツは 1,500 件以上に上る。

http://togotv.dbcls.jp

6 章

遺伝学的検査の報告書と結果の解釈および資格について

遺伝学的検査を臨床検査センターなどに発注すると，その検査結果が報告書として送られてきます。この報告書の書式は現状では統一されていません。ここでは，ガイドラインにのっとった望ましい書式を紹介します。また，遺伝学的検査の発注，解釈に関するさまざまな問題を整理します。

　最後に，臨床遺伝および遺伝子関連検査に関するいろいろな資格について紹介します。

6.1 遺伝学的検査の報告書のガイドライン

現状では，検査結果が記された報告書のフォームは統一されていません。
望ましいフォームの例を紹介しているガイドラインを示します。

　検査の結果は，検査実施施設から報告書に記載されて送られてきます。現状では，検査を実施した施設によって報告書のフォームはバラバラで，一定の書式にのっとったものではありません。どのような書式でどのようなレベルの報告書が作成されるかの情報を，検査発注者があらかじめ入手することもしばしば困難です。国内外を通じて，報告書のフォームの統一は遅れているのです。

　とはいえガイドラインがないわけではなく，ここでは，2007 年に発表された OECD ガイドラインと，2010 年に公表された日本版ベストプラクティスガイドラインについて紹介します。

● 国際的なガイドライン

　遺伝学的検査の報告書のガイドラインとしては，2007 年に OECD (organisation for economic co-operation and development：経済協力開発機構) により発表された OECD guidelines for quality assurance in molecular genetic testing (以下 OECD ガイドライン) が知られています。

　http://www.oecd.org/sti/biotech/38839788.pdf から入手できます。

　このガイドラインによると，遺伝学的検査の報告書に最低限含める情報として以下が示されています。

1. 被験者識別番号
2. 医療者氏名と連絡先
3. 検査の指示と検査解釈に関係する医学情報
4. 検査方法 (解析範囲と限界，感度，特異度を含む)
5. サンプルの種類 (解釈のために必要な)
6. サンプル受領日
7. 検査実施施設名と住所 (再外部委託の場合の施設を含む)
8. 検査結果
9. 結果の解釈と検査実施施設へ供給されたその他情報
10. 報告書承認者情報
11. 検査実施施設の連絡先

12. 報告書発行日

必要に応じて，以下の情報も含むべきである。

1. 有資格の医療者による遺伝カウンセリングの推奨

2. 他の血縁者への影響

3. フォローアップ検査の推奨

外部委託検査所によって報告された検査結果のすべての必要不可欠な関連した要素については，検査をオーダーした医療者への報告書に含めなければならない。

● 日本のガイドライン

日本では OECD ガイドラインの原則を尊重しつつ，国内事情も考慮した形で「遺伝子関連検査に関する日本版ベストプラクティスガイドライン Tentative Guideline（暫定文書）」が，2010 年に特定非営利活動法人日本臨床検査標準協議会（JCCLS）遺伝子関連検査標準化専門委員会により作成・公表されています。

http://sph.med.kyoto-u.ac.jp/gccrc/pdf/090918_b10_idenshikensabest.pdf
より入手できます。

この暫定的ガイドラインは，遺伝子関連検査を実施する検査施設の質を保証するうえで，実務的な事柄に関して定めたものです。報告書に含めることとして，OECD ガイドラインの項目に加えて，下記が補足されています（「3.4　結果の報告の質」から引用）。

1. サンプル採取日を記載する。

2. 検体の状態に関する情報（必要に応じて，添加物，輸送や保存の状態等）を記載する。

3. 検査結果の中間報告を行った場合は，その内容を最終報告に反映させる。

4. 検査結果の解釈に必要な情報（報告書には，臨床的意義を含めた適切な医学的解釈を記載するとともに，依頼元に対して十分な情報提供に努めること）を記載する。

5. 報告書には，塩基配列の記載に標準的な方法を用いる等，国際的に容認された用語と命名法を使用すべきである。ただし多数の高頻度変異で標準的命名法と一致しない名称がついている場合併用を認める。どの命名法を使用しているかを示すべきである。

6. 検査結果を正確に解釈するためには，被検者・家族の情報が必要であることを，被検者に知らせるべきである。

検査施設は，報告に関連するすべての情報を医療法に従い最低 5 年間記録・保存しておかなければならない。ただし，検査実施施設の事情，技術要件によって可能な限り長期間とする。

私のオススメ

遺伝学的検査の報告書の望ましいフォーム例

これらのガイドラインを踏まえた，遺伝学的検査の報告書の望ましいフォームの具体例については，拙著『遺伝子診療よくわかるガイドマップ』（メディカル・サイエンス・インターナショナル刊）にまとめたので参照してください。

遺伝学的検査結果の解釈の仕方

塩基配列の変化（バリアント）がアミノ酸を変化させるか，その規模はどうかを判断することが重要です。また，遺伝子の機能が変化しても，疾患の原因に直結しないこともあるので注意が必要です。

● **塩基配列の変化が，アミノ酸配列を変化させるかどうかが重要**

遺伝学的検査を臨床検査センターや研究所に発注すると，その結果が報告書に記載されてきます。報告書には，塩基配列変化（バリアント）などが，どの遺伝子のどこに見つかったかが記載されています。

① まず，塩基配列変化がアミノ酸配列に影響があるかを見ましょう。

② アミノ酸配列に変化がある場合，変化の規模はどのくらいか見ましょう。

1個の塩基が別の塩基に置き換わった場合には，アミノ酸1個が別のアミノ酸に変わるだけです。ところが，1個あるいはいくつか（3の倍数でない数）の塩基が挿入ないしは欠失していると，その箇所以降のアミノ酸がすべて変化してしまう場合があります。前者のようにアミノ酸1個だけの変化ではタンパク質の機能に影響がない場合もあります。一方，後者のようにアミノ酸配列ががらりと変わる場合には，確実にタンパク質の機能に影響があります。そうすると疾患の原因になりうるわけです。

● **報告されているバリアント情報を文献で確認する**

患者さんのバリアントが大規模なアミノ酸変化をきたし，遺伝子の機能に大きな影響を与えると推測されることがわかった場合，それが疾患の原因となるかどうかを文献で調べて確認します。そこで，Web検索をするわけです。データベースによっては，きちんとした確認実験を経ずに「pathogenic」と記載している場合もありますので，十分注意が必要であることを忘れないように。また，易罹患性検査の場合には，遺伝子の機能が疾患に及ぼす影響の意義，そして患者さんにとってのメリットを十分理解することも必要です。なお，文献検索は，通常は，検査を開始する時点ですでに始めているはずでしょう。どの遺伝子のどのエクソンの塩基配列を検査したらいいかの情報が必要だからです。

● **日本で保険収載されている遺伝学的検査**

日本の医療機関で保険収載される遺伝学的検査の対象疾患を右に示します。

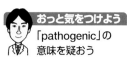

おっと気をつけよう

「pathogenic」の意味を疑おう

データベースに記載されているpathogenicという言葉の意味はいろいろです。「病気の原因」を意味しないこともしばしばあります。

日本で保険収載されている遺伝学的検査（2020 年 4 月現在）

(1) 遺伝学的検査は以下の遺伝子疾患が疑われる場合に行うものとし，原則として患者 1 人につき 1 回算定できる。ただし，2 回以上実施する場合は，その医療上の必要性について診療報酬明細書の摘要欄に記載する。

ア　PCR 法，DNA シーケンス法，FISH 法又はサザンブロット法による場合に算定できるもの
　① デュシェンヌ型筋ジストロフィー，ベッカー型筋ジストロフィー及び家族性アミロイドーシス
　② 福山型先天性筋ジストロフィー及び脊髄性筋萎縮症
　③ 栄養障害型表皮水疱症及び先天性 QT 延長症候群

イ　PCR 法による場合に算定できるもの
　① 球脊髄性筋萎縮症
　② ハンチントン病，網膜芽細胞腫，甲状腺髄様癌及び多発性内分泌腫瘍症 1 型

ウ　ア，イ及びエ以外のもの
　① 筋強直性ジストロフィー及び先天性難聴
　② フェニルケトン尿症，ホモシスチン尿症，シトルリン血症（1 型），アルギノコハク酸血症，イソ吉草酸血症，HMG 血症，複合カルボキシラーゼ欠損症，グルタル酸血症 1 型，MCAD 欠損症，VLCAD 欠損症，CPT1 欠損症，隆起性皮膚線維肉腫及び先天性銅代謝異常症
　③ メープルシロップ尿症，メチルマロン酸血症，プロピオン酸血症，メチルクロトニルグリシン尿症，MTP（LCHAD）欠損症，色素性乾皮症，ロイスディーツ症候群及び家族性大動脈瘤・解離

エ　別に厚生労働大臣が定める施設基準に適合しているものとして地方厚生（支）局長に届け出た保険医療機関において検査が行われる場合に算定できるもの
　① ライソゾーム病（ムコ多糖症 I 型，ムコ多糖症 II 型，ゴーシェ病，ファブリ病及びポンペ病を含む。）及び脆弱 X 症候群
　② プリオン病，クリオピリン関連周期熱症候群，神経フェリチン症，先天性大脳白質形成不全症（中枢神経白質形成異常症を含む。），環状 20 番染色体症候群，PCDH 19 関連症候群，低ホスファターゼ症，ウィリアムズ症候群，アペール症候群，ロスムンド・トムソン症候群，プラダー・ウィリ症候群，1p36 欠失症候群，4p 欠失症候群，5p 欠失症候群，第 14 番染色体父親性ダイソミー症候群，アンジェルマン症候群，スミス・マギニス症候群，22q11.2 欠失症候群，エマヌエル症候群，脆弱 X 症候群関連疾患，ウォルフラム症候群，高 IgD 症候群，化膿性無菌性関節炎・壊疽性膿皮症・アクネ症候群及び先天異常症候群，副腎皮質刺激ホルモン不応症，DYT1 ジストニア，DYT6 ジストニア/PTD，DYT8 ジストニア/PNKD1，DYT11 ジストニア/MDS，DYT12/RDP/AHC/CAPOS，パントテン酸キナーゼ関連神経変性症/NBIA1
　③ 神経有棘赤血球症，先天性筋無力症候群，原発性免疫不全症候群，ベリー症候群，クルーゾン症候群，ファイファー症候群，アントレー・ビクスラー症候群，タンジール病，先天性赤血球形成異常性貧血，若年発症型両側性感音難聴，尿素サイクル異常症，マルファン症候群，エーラスダンロス症候群（血管型），遺伝性自己炎症疾患及びエプスタイン症候群

オ　臨床症状や他の検査等では診断がつかない場合に，別に厚生労働大臣が定める施設基準に適合しているものとして地方厚生（支）局長に届け出た保険医療機関において検査が行われる場合に算定できるもの
　① TNF 受容体関連関連周期性症候群，中條−西村症候群，家族性地中海熱
　② ソトス症候群，CPT2 欠損症，CACT 欠損症，OCTN-2 異常症，シトリン欠損症，非ケトーシス型高グリシン血症，β−ケトチオラーゼ欠損症，メチルグルタコン酸血症，グルタル酸血症 2 型，先天性副腎低形成症，ATR-X 症候群，ハッチンソン・ギルフォード症候群，軟骨無形成症，ウンフェルリヒト・ルンドボルグ病，ラフォラ病，セピアプテリン還元酵素欠損症，芳香族 L−アミノ酸脱炭酸酵素欠損症，オスラー病，CFC 症候群，コステロ症候群，チャージ症候群，リジン尿性蛋白不耐症，副腎白質ジストロフィー，ブラウ症候群，瀬川病，鰓耳腎症候群，ヤング・シンプソン症候群，先天性腎性尿崩症，ビタミン D 依存性くる病/骨軟化症，ネイルパテラ症候群（爪膝蓋骨症候群）/LMX1B 関連腎症，グルコーストランスポーター 1 欠損症，甲状腺ホルモン不応症，ウィーバー症候群，コフィン・ローリー症候群，モワット・ウィルソン症候群，肝型糖原病（糖原病 I 型，III 型，VI 型，IXa 型，IXb 型，IXc 型，IV 型），筋型糖原病（糖原病 III 型，IV 型，IXd 型），先天性プロテイン C 欠乏症，先天性プロテイン S 欠乏症，先天性アンチトロンビン欠乏症
　③ ドラベ症候群，コフィン・シリス症候群，歌舞伎症候群，肺胞蛋白症（自己免疫性又は先天性），ヌーナン症候群，骨形成不全症，脊髄小脳変性症（多系統萎縮症を除く），古典型エーラス・ダンロス症候群，非典型溶血性尿毒症症候群，アルポート症候群，ファンコニ貧血，遺伝性鉄芽球性貧血，アラジール症候群，ルビンシュタイン・テイビ症候群

(2) 検査の実施に当たっては，個人情報保護委員会・厚生労働省「医療・介護関係事業者における個人情報の適切な取扱いのためのガイダンス」（平成 29 年 4 月）及び関係学会による「医療における遺伝学的検査・診断に関するガイドライン」（平成 23 年 2 月）を遵守すること。

(3) (1)のエ及びオに掲げる遺伝子疾患に対する検査については，(2)に掲げるガイダンス及びガイドラインに加え，別に厚生労働大臣が定める施設基準に適合しているものとして地方厚生（支）局長に届け出た保険医療機関において行われる場合に限り算定する。

(4) (1)のオに掲げる遺伝子疾患に対する検査を実施する場合には，臨床症状や他の検査等では当該疾患の診断がつかないこと及びその医学的な必要性を診療報酬明細書の摘要欄に記載する。

遺伝学的検査に関連する検査
　染色体検査*，UDP グルクロン酸転移酵素遺伝子多型，Nudix hydrolase（NUDT15）遺伝子多型、BRCA1/2 遺伝子検査（オラパリブの乳癌患者への適応を判定するための補助），がんゲノムプロファイリング検査*（「FoundationOne CDx がんゲノムプロファイル」，「OncoGuideTM NCC オンコパネルシステム」），角膜ジストロフィー遺伝子検査，遺伝子関連・染色体検査判断料*，悪性腫瘍組織検査*（マイクロサテライト不安定性検査。本来遺伝学的検査ではないがリンチ症の診断の補助を目的とする場合に限る際に遺伝カウンセリング加算算定可能となる）

- 出典：https://www.jshp.or.jp/cont/20/0305-5-1.pdf
- この表には「遺伝子多型」や「遺伝子検査」は，「バリアント」や「遺伝子関連検査」に置き換えられる用語がありますが，参考にしたホームページのまま示しています。
- ＊は，遺伝学的検査以外に一部，体細胞遺伝子検査に関係するものも含んでいますが，遺伝学的検査に関連しているので示しました。

臨床遺伝および遺伝子関連検査に関する資格

日本の学会や法人が定めるさまざまな資格を紹介します。

● **資格一覧**

　臨床遺伝および遺伝子関連検査に関する資格にはさまざまなものがありますので，ここで紹介します。ただし，国として認定しているものは存在せず，すべて学会や法人レベルの認定によるものばかりです。たとえば医師・歯科医師，臨床検査技師などは国家試験に合格し，免許を受けていますが，それとは異なります。

臨床遺伝および遺伝子関連検査に関する資格

認定組織	資格
一般社団法人日本人類遺伝学会，日本遺伝カウンセリング学会	臨床遺伝専門医・指導医
	認定遺伝カウンセラー
一般社団法人日本人類遺伝学会	臨床細胞遺伝学認定士・指導士
	ゲノムメディカルリサーチコーディネーター
日本遺伝子診療学会	ジェネティックエキスパート
一般社団法人日本遺伝性腫瘍学会	遺伝性腫瘍専門医
公益社団法人日本人間ドック学会	遺伝学的検査アドバイザー
日本遺伝看護学会	遺伝看護専門看護師
公益社団法人日本看護協会	遺伝看護
一般社団法人日本臨床衛生検査技師会，日本染色体遺伝子検査学会	認定臨床染色体遺伝子検査師（遺伝子分野）
	認定臨床染色体遺伝子検査師（染色体分野）
公益社団法人日本臨床検査同学院	初級遺伝子分析科学認定士
	一級遺伝子分析科学認定士
特定非営利活動法人日本バイオ技術教育学会	初級バイオ技術者
	中級バイオ技術者
	上級バイオ技術者
特定非営利活動法人日本バイオインフォマティクス学会	バイオインフォマティクス技術者
公益社団法人日本技術士会	生物工学部門技術士
	生物工学部門技術士補
	生物工学部門技術士修習技術者

　左ページに示した資格以外に，最近ではがんゲノム医療の広がりとともに，それに関係する人材育成も始まっています。いろいろな資格の取得のため，また知識の整理や技量の向上にこの本をぜひ利用してください。

コラム # 遺伝カウンセリングって何？

　遺伝カウンセリングの定義は，「遺伝医学に関する知識およびカウンセリングの技法を用いて，対話と情報提供を繰り返しながら，遺伝性疾患をめぐり生じうる医学的または心理的諸問題の解消または緩和を目指し，依頼者（クライエント）が自らの自由意思による決定ができるように支援・援助する医療行為のことをいう」です。遺伝相談ともいいます。

　とはいえ，定義を読んでも，具体的なイメージはわきにくいかもしれません。遺伝カウンセリングに対する素朴な疑問と，その回答を書いてみました。

● どの施設で受けられるの？

　Web の検索サイトの検索窓に，「自分が行きたい施設名」および「遺伝カウンセリング」あるいは「遺伝相談」と入力して，検索してみてください。候補がきっと出てきますよ。また，どの施設へ行けばよいかわからない場合は，「全国遺伝子医療部門連絡会議」の登録機関に尋ねてみるのもよいでしょう。全国遺伝子医療部門連絡会議 www.iden shiiryoubumon.org/ のサイトの会員施設をクリックすると見られます。

● 時間と費用は？

　数分で済ませるものではなく 1 時間から 2 時間で 5,000 から 10,000 円が相場です。希望されたらすぐに受けられるというわけではなく，ほとんどの施設が予約制になっています。

● どこで行う？

　一般の外来診察室ではなく，特別な個室で遺伝カウンセラーと対話式の面接をします。

● どんなタイミングで行われるの？

　単一遺伝子疾患の診断や，がんゲノムプロファイリング検査など，遺伝学的検査の実施前と実施後の結果説明の際に遺伝カウンセリングを実施することが求められます。その他，遺伝に関する疑問やお悩みがあるときなどです。

● 方針を強制されるのは嫌という人もいるのでは？

　遺伝カウンセラーが自分の意見を言って指示するのではなく，あくまでも情報を提供しクライエントさんの自由意思で決めることができるように支援します。

● 遺伝カウンセラーはどんな人？

　日本人類遺伝学会と日本遺伝カウンセリング学会とが共同認定している臨床遺伝専門医と認定遺伝カウンセラーという資格が遺伝カウンセラーを行う職種として認定されています。資格認定や更新に必要なセミナーではロールプレイ（役割演技）を必ず実演し，遺伝カウンセリング技術の研鑽を積んでいます。ただし，医師としてはこれらの資格を有さないからといって，遺伝カウンセリングを実施できないわけではありません。

● 事前に予習をしておいたほうがいいですか？

　遺伝カウンセリングを受ける人は特に予習は必要ありません。遺伝カウンセラーは，専門用語の多用を避け，わかりやすい言葉で話します。また，クライエントさんの心を傷つけないような言葉を使うように工夫しています。むしろ予習するのは私たち医療者・遺伝カウンセラー側です。

　さて，遺伝カウンセリングのイメージができましたか？

　私が遺伝カウンセラーとしてクライエントさんによくお伝えする文言を最後に紹介しましょう。―― 75 億人の世界中の誰もが，自分の DNA 配列に病気の発症に関係する遺伝子の変化を持っていることが，最近の研究で明らかになりました。それを考えると健康者と病者の境界もはっきりと分けることが困難だと言えます。あなたの今の状態の原因になっている遺伝子の変化も，1 つの個人差と言えるのです。

6.4 期待されるジェネティックエキスパート認定制度

日本遺伝子診療学会によって立ち上げられた認定制度です。年1回の認定試験では，オンライン情報を利用した臨床遺伝情報の検索に関する実技試験も含まれています。

● 新しくスタートした認定制度

　ジェネティックエキスパート認定制度が日本遺伝子診療学会によって立ち上げられました。第1回認定試験は2015年7月に実施されました。試験は年1回実施されます。

　このジェネティックエキスパートと他の医療従事者との関係を下図にわかりやすく示しました。現在の日本にこれまで存在しなかった貴重な任務を担い，ヒトの遺伝子診療に貢献するよう定められたものです。

　学会のホームページから，この認定制度の目的と特徴を引用してご紹介します。

目的

　遺伝学的検査，体細胞遺伝子検査などヒトを対象とした遺伝子関連検査や遺伝情報を取り扱うにあたり，情報を適確に選択して検査・解析結果を正確に解釈し，その意義を迅速かつわかりやすく医療者に報告・説明でき，検査・解析の精度管理に携わるとともに

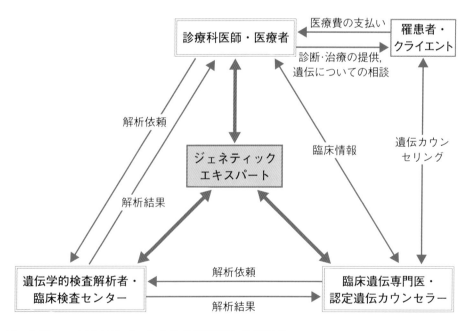

ジェネティックエキスパートと他の医療者との関係性

に，データベース等に基づいて検査法の開発を主導できる遺伝子診療の専門家を養成・認定し医療に貢献すること。

特徴

- 日本遺伝子診療学会が認定する初めての資格である。
- 医療におけるヒトゲノムを対象とした遺伝子関連検査や遺伝情報を取り扱う。
- 次世代シークエンサーの利用など，時代の変化に即した人材の育成を目指す。今まで日本にはなかったユニークな資格である。
- 筆記試験のみならず各種オンラインデータベースを使用した臨床遺伝情報の検索Web 実技試験を行う。
- 日本遺伝子診療学会が主催する臨床遺伝情報検索講習会への参加が申請資格にかかわる。
- 日本遺伝子診療学会遺伝子解析担当者（ジェネティックエキスパート）認定制度委員会が認定試験を行う。

● ジェネティックエキスパートに期待されること

技術の進歩が日進月歩の現代にあっては，どの施設でどのような疾患の遺伝学的検査が可能か，どのような方法で実施しているかを検索することさえ容易ではありません。また，遺伝学的検査の結果の報告書フォームは，検査施設ごとに異なることも多々ありますので，その解釈も簡単ではありません。さらに，遺伝学的検査の結果でバリアントが見つかったと報告されても，それが疾患の原因になっているかどうかという最も知りたい重要な情報を得るためには，その結果を解釈することが必要で，それはときに容易でないこともあります。難病や稀少疾患が続々と保険収載され（125 ページ），次世代シークエンサーの臨床応用が進んでいます。結果の解釈に熟練したジェネティックエキスパートは適任です。また，がんゲノム医療が広がり，がんゲノムプロファイリング検査（パネル検査）の結果を目にすることも増え，専門家会議であるエキスパートパネルの一員としてもジェンティックエキスパートは期待されています。

ジェネティックエキスパートにとって，Web を利用して情報を入手することは必須の要件になります。認定試験には，オンラインデータベースを使用した臨床遺伝情報の検索 Web 実技試験も含まれています。この本は，そのための勉強をこれから始めたいという人にも，ぜひ活用していただきたいと思います。ただし，ジェネティックエキスパートを取得するためには，医療現場でのより高度な知識と技術も要求されます。それに準備するための，はじめの一歩としてこの本を利用してください。

症例 （69ページから続く）

Gitelman症候群の症例
遺伝学的検査の後に判明した情報のまとめ

遺伝カウンセリングに訪れた依頼者（クライエント）の遺伝学的検査（ダイレクトシークエンシング）を実施した。その結果，判明した情報を家系図に記載した。

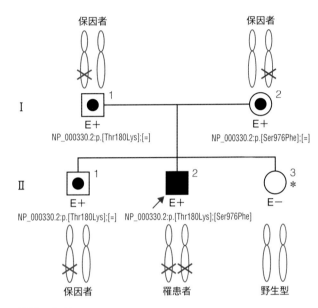

保因者　　　　　　　　　　　　　保因者

I　　■①　　1　　　　　　　　　●②　　2
　　　E＋　　　　　　　　　　　E＋
NP_000330.2:p.[Thr180Lys];[=]　　NP_000330.2:p.[Ser976Phe];[=]

II　　■①　1　　　　　■　2　↗　　○　3 ＊
　　　E＋　　　　　　E＋　　　　　E－
NP_000330.2:p.[Thr180Lys];[=]　NP_000330.2:p.[Thr180Lys];[Ser976Phe]

保因者　　　　　　罹患者　　　　　　野生型

〈記号の意味〉
塗りつぶしは罹患者
中黒（黒丸）は保因者を表す。
E＋は検査が陽性
E－は検査が陰性
＊は遺伝学的検査の評価が行われ結果報告の確認が取れた場合
II-2の人は今回のクライエントである。

結果判明時の遺伝カウンセリング

遺伝カウンセラー：「こんにちは。本日は，遺伝学的検査の結果が出ましたので，それについて説明したいと思います。この遺伝学的検査は当施設の技術士によって行われました。そして，その結果の表記法や解釈についてはジェネティックエキスパートという資格を有するG先生が確認しています。さて説明する前にもう一度確認させてください。結果を知りたいか，知りたくないかです。どちらを選択していただいても構いません。また本日も5名のご家族がいらっしゃっていますが，同時に説明させていただいても，お一人ずつさせていただいてもかまいません」

クライエントご家族：「私たちは夕べよく話し合って，家族なんだから，みんなで情報を共有しようと結論づけました。結果を全員で聞きたいです」

遺伝カウンセラー：「はい，わかりました。では結果をお伝えします。今回Gitelman症候群の原因遺伝子である*SLC12A3*遺伝子の全26エクソンについてDNA塩基配列決定法で調べました。まずGitelman症候群が疑われているII-2さんについて調べたところ第4エクソンと第25エクソンにそれぞれアミノ酸が変わり，この遺伝子から作られるタンパク質の機能に影響があるようなものが見つかりました。次にご両親を調べるとお父様が第4エクソンのものを，お母様が第25エクソンのものをお持ちでした。これを1つお持ちの方は保因者と言ってGitelman症候群は表れません。お兄様はお父様と同じタイプの保因者，妹さんはどちらもお持ちではありませんでした」

II-1：「僕は弟のようにいつかGitelman症候群になるんですか？」

遺伝カウンセラー：「いえ，II-1さんは保因者ですので原因を1個持っているけれど生涯症状はでません」

II-2：「僕はBartter症候群とか，似ているものではなく，きちんと診断が付いてよかったです。」

クライエント家族全員：「自分の遺伝子のタイプを知ることができて知りたいという望みがかなえられました。ありがとうございました」

索引

- 欧文（数字，ギリシャ文字，アルファベット），和文の順に収載。
- 語頭が欧文の用語はすべて欧文索引に含めた。
- f は図，t は表，m はメモ，おっと気をつけよう，または私のオススメ，c はコラムを表す。

欧文索引

和文索引

●著者紹介

中山智祥

1988年　日本大学医学部卒業

1994年　日本大学大学院博士課程医学研究科（内科系）修了（医学博士）

1988年　日本大学医学部第二内科学（現，内科学系腎臓高血圧内分泌内科学分野）教室入局

2005年　日本大学医学部先端医学講座分子診断学部門　部門長

2008年　日本大学医学部病態病理学系臨床検査医学分野　教授　現在に至る

2009年　日本大学医学部附属板橋病院臨床検査医学科部長，臨床検査部長　現在に至る

現在，日本遺伝子診療学会ジェネティックエキスパート認定制度委員会（委員長）

医療に役立つ
遺伝子関連Web情報検索 第2版
手とり足とり教えますガイド　　　　　定価：本体3,200円＋税

2016年 5 月30日発行　第1版第1刷
2020年 7 月23日発行　第2版第1刷 ©

著　者　中山智祥
　　　　なか　やま　とも　ひろ

発行者　株式会社　メディカル・サイエンス・インターナショナル

　　　　代表取締役　金子　浩平
　　　　東京都文京区本郷1-28-36
　　　　郵便番号113-0033　電話（03）5804-6050

　　印刷：日本制作センター
　　表紙装丁：ソルティフロッグ デザインスタジオ（サトウヒロシ）
　　本文デザイン・DTP：公和図書デザイン室

ISBN 978-4-8157-0197-0 C3047